U0113623

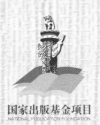

国家出版基金项目
NATIONAL PUBLICATION FOUNDATION

蒙医药经典著作系列

斯日吉德米格

瓦肯达拉希日巴达拉 著 扎那等 蒙译

通辽市蒙医研究所 编译

内蒙古科学技术出版社

图书在版编目（CIP）数据

斯日吉德米格 / 瓦肯达拉希日巴达拉著；扎那等蒙译；通辽市蒙医研究所编译. — 赤峰：内蒙古科学技术出版社，2020. 3
（蒙医药经典著作系列）
ISBN 978-7-5380-3203-1

Ⅰ. ①斯… Ⅱ. ①瓦… ②扎… ③通… Ⅲ. ①蒙医—方剂—汇编 Ⅳ. ①R291. 2

中国版本图书馆CIP数据核字（2020）第039776号

斯日吉德米格

著　　者：瓦肯达拉希日巴达拉
蒙　　译：扎那等
编　　译：通辽市蒙医研究所
责任编辑：那　明
封面设计：王　洁
出版发行：内蒙古科学技术出版社
地　　址：赤峰市红山区哈达街南一段4号
网　　址：www.nm-kj.cn
邮购电话：0476-5888970
排　　版：赤峰市阿金奈图文制作有限责任公司
印　　刷：内蒙古爱信达教育印务有限责任公司
字　　数：105千
开　　本：880mm×1230mm　1/32
印　　张：4.25
版　　次：2020年3月第1版
印　　次：2020年5月第1次印刷
书　　号：ISBN 978-7-5380-3203-1
定　　价：22.00元

如出现印装质量问题，请与我社联系。电话：0476-5888926　5888917

编译委员会

编译说明

《斯日吉德米格》，是《甘露精要八支秘诀增补集兰塔布》的释疑集，藏语之意为金钥匙。

原著为藏文版，是清朝道光二十五年（1845）由著名医学家瓦肯达拉希日巴达拉著，20世纪70年代内蒙古兴安盟科右中旗名医扎那等蒙译。1987年8月，特木热先生对原著进行了核对抄写，由内蒙古人民出版社出版，俗称蓝本。从2014年4月起，内蒙古通辽市蒙医研究所承担了包括该著在内的一项汉译蒙医经典的翻译任务。

该著选用蒙医经典著作《兰塔布》的章数和章节题目，阐述了《兰塔布》中出现的秘药之意、珍奇药名、治疗方法及验方等四项内容，具体包括：第一，明确阐述了在《兰塔布》中出现的秘药50余种，为了查找方便、容易理解，用其"秘方""秘药"原文的上文和下续文组成的短句释疑。第二，诠释了在《兰塔布》中出现的珍奇及怪异药名170余种。第三，准确无误地解释了在《兰塔布》中出现的临床治疗方法和验方150余种。第四，制定了在《兰塔布》中没有具体药量的方剂剂量、用法标准150余种，并阐述了药物制剂。

原著虽然有大目录，但是具体小目录不清楚，也没有另起行，无标点符号。如果不进行合理地断句而直接翻译的话，难以组成完整的句子，并且难以准确地反映原意。为此，根据其内容加标点符号，另起行，使文句更加合理通顺。除了《兰塔布》以外，其他所有医学著作中的药名和方剂均用括注的形式予以表示。对有些未能诠释、没有功能主治及用法用量的药物，提示参考其他相关著作予以解释。在原著编写时参考了大量的医学文献，有已出版的和未出版的民间流传的医学著作、相关医学方面的手抄本等，除《四部医典》《兰塔布》以外，还有《哲对宁诺尔》《阿如日-佛荣瓦》《千手拳》（乎斯日宝玛）和《甘露树》《玛那格嘎日吉玛》等。

接到《斯日吉德米格》这部医学著作的翻译任务，我们感到很荣幸，也感到压力巨大。即使这样，我们还是勇敢地承担起了此项任务，翻阅了大量的资料，向著名专家、学者求教，以及本组工作人员分工协作、共同努力，才使得该书初见成效。

我们坚持辩证唯物主义和历史唯物主义的世界观和方法论，古为今用，以继承、发扬、整理、提高蒙医药宝贵遗产为宗旨，以严肃、科学、严谨的工作态度全身心地投入到翻译工作之中。首先，选定汉译版本；其次，确定译成白话文，以直译为主，意译或音译为辅的原则，有些需要解释的文字和内容以括注形式加以注明。尊重历史，保持原著叙述特点，尽量做到对原著的内容不删不减，但对违背科学的内容进行了替换和删减，从而更好地反映原著的科学性、完整性、历史特点和本来面貌。

蒙医经典著作《斯日吉德米格》编译本即将与读者见面，此书主要面向蒙医医务人员和其他各民族医务工作者，以及关注蒙医历史发展的各界人士和广大读者。由于我们水平有限，加之受参考资料缺乏等因素的制约，难免出现这样或那样的错误，敬请读者朋友不吝赐教。

目　录

第一章　秘药的含义

第三　主脉赫依病治法章节中的秘药

所谓的"加与上述各药等量的主秘药用八岁……"：主秘药指的是兔心。

所谓的"加二秘药及草乌芽（嘎日布其格图布）三大力士"：两种秘药指的是健康女子经血、兔肉。

所谓的"加主秘药、副秘药两种药或……"：主秘药指的是兔心血、兔心和野牦牛心血，两种副秘药指的是阿魏、紫硇砂。

所谓的"加秘药施治"：秘药指的是兔心。

第五　喘病治法章节中的秘药

所谓的"病势大者加镇刺痛秘药及……"：镇刺痛秘药指的是马钱子。

第十三　水臌病治法章节中的秘药

所谓的"热、寒性及中性秘药"：秘药指的是杜仲、蓝花棘豆、茅膏莱(花色蓝,叶绒毛少,尤其以生长于平原的为佳)。伦丁(人名)医道认为:"亦可用黑小豆或萨日德木格,其花色以蓝者为佳品。"

所谓的"极秘单传的三种秘药":秘药指的是上述的热、寒、中性三种秘药或拳参花、哈日萨日德木格、开红花的水金凤。

第二十六　瘟疫治法章节中的秘药

所谓的"上述二十九味藁本丸中细辛替换成毛连菜,与单传秘药合并组成三十二味藁本丸":单传秘药指的是漏芦花、瑞香狼毒花和日都格日瓦(母盘羊角)。

第二十七　天花治法章节中的秘药

所谓的"海螺及银朱、麝香、黑云香、秘药":秘药指的是羊头骨炭。

所谓的"多叶棘豆与秘药配伍制剂用开水送服":秘药指的是羊骨髓。

所谓的"加未以药物诛杀的天花痘疹痘痂、三种秘药、巴来兴花":三种秘药指的是羊头骨炭、羊骨髓、痘痂;巴来兴指的是杏花。

第二十九　疫感冒治法章节中的秘药

所谓的"草乌芽、象黄、二种秘药":二种秘药指的是葶苈子(贡图格布茹)（阴干）、贝母花。若疾病降于喉部可加用青蒿。

第三十二　粘性急刺痛治法章节中的秘药

所谓的"菖蒲、黑云香、麝香、水银、秘药"：秘药指的是细辛。

第三十三　胃痧症治法章节中的秘药

所谓的"光明盐、荜茇、秘药、紫铆"：秘药指的是六足俱全的色布尔（屁板虫）或蜣螂。

第三十四　粘性肠刺痛治法章节中的秘药

所谓的"秘药、兔脑及根据泻色"：秘药指的是羊头骨炭、羊骨髓、健康女子经血。

第三十九　粘痛治法章节中的秘药

所谓的"加秘药可预防内粘痛"：秘药指的是生长于阴山谷的铁杆蒿煅炭存性的灰。最好在霜降之前采集制膏剂备用，药源缺乏时亦可用叶替代。

第四十 粘性颈强症治法章节中的秘药

所谓的"加铁杆蒿、藁本、秘药"：秘药指的是渡鸦肉。

第四十二 内炭疽治法章节中的秘药

所谓的"丸剂：秘药煅炭存性"：秘药指的是泡囊草根和种子或铁杆蒿根和叶，或者是黑猪粪煅炭（在通风阴凉处晒干）。

第五十五 赘瘤治法章节中的秘药

所谓的"或者单独用秘药施治"：秘药指的是喜鹊肉。

第五十六 心脏病治法章节中的秘药

所谓的"沉香、肉豆蔻、广木香、阿魏、秘药"：秘药指的是广枣。

第五十八 肺脓肿治法章节中的秘药

所谓的"肺脓肿秘药煅炭存性的灰"：秘药指的是紫草，用牛奶煎煮，取出阴干，密封煅灰；"另一种加味的二十八味铜灰散"：另一种秘药指的是榜参布柔。

第七十九　尿闭症治法章节中的秘药

所谓的"白硇砂、白豆蔻、紫茉莉、秘药"：秘药指的是活水蛭。

第九十五　痈疽治法章节中的秘药

所谓的"四治骨药、六良药、二秘药"：二秘药指的是三七、木贼或石韦。

第一百零一　巴木病治法章节中的秘药

所谓的"加单传的两秘药"：两秘药指的是芜荑子、香青兰。

第一百零七　小儿疫病治法章节中的秘药

所谓的"热势偏盛时加秘药投用"：秘药指的是猫、白胸黑狗、黑猪的粪。

所谓的"四种药等量配制"：指的是除鸢肉外与其他药等量配制。

第一百一十　妇科一般疾病治法章节中的秘药

所谓的"加等量秘药和花，共研细末后从夜间开始"：秘药指的是耧斗菜。

第一百一十一　妇女节育治法章节中的秘药

所谓的"上述药加秘药，可绝育"：秘药指的是公犏牛、公骡鞭。

第一百一十二　阿达病治法章节中的秘药

所谓的"香墨、四种秘药煅灰"：四种秘药指的是牛骨、麝香、黑硫黄、花狗鲜血；或者是牛骨、黑色种马距、种绵羊、种公牛阴毛。

注：阿达病，旧时蒙医对一些疑难杂症因机理不明时，把病因、病缘归为阿达，即邪魔、鬼等。这些病变大都是与心理、精神、神经等因素有关联的病种。

第一百一十六　萨病治法章节中的秘药

所谓的"加等量两种秘药煅灰"：秘药指的是秋季羊草结（羊胃中的草结团）中的蛆虫，称班迪或红蛆，具有身微小、呈红色、活动快等特点。

所谓的"或二十五味珍珠散，秘药及……"：秘药指的是渡鸦心。

第一百一十七　哈日协日乌苏病治法章节中的秘药

所谓的"党参、秘药、肉、心标准量"：秘药指的是牛黄及西青果标准量。肉、心标准量指的是金色诃子被喻为鹏之肉2钱、草乌为鹏之心×钱、广木香1钱、石菖蒲6分、麝香3分、黑云香适量配伍。

所谓的"因此宜加党参、秘药"：秘药指的是公犏牛牙齿和青金石，用哪一种皆可。

注："×"表明原著中未标明分量。

第一百一十九　头部创伤治法章节中的秘药

所谓的"多刺绿绒蒿、秘药等各1钱"：秘药指的是自然铜（杜日伯勒吉–朝鲁）。

所谓的"韩诺玛（人名）所示的花秘药"：花秘药指的是在羊颅骨上割取的带有血的骨松质、血、骨三合者。若无，死亡的亦可。

第一百二十三　合成毒症治法章节中的秘药

所谓的"秘药、麝香同时减半量"：秘药指的是檀香。

所谓的"大黄，水银（制），秘药"：合成毒多数降于肝脏，故秘药指的是腊肠果七粒。

所谓的"五灵脂加精秘药及草秘药"：精秘药指的是檀香，草秘药指的是三七。

所谓的"或者秘药、五灵脂、铁屑"：秘药指的是玛日札来（孔雀胆）。

所谓的"或者水银、二种秘药"：二种秘药指的是麝香及"苏咪玛日布"。

所谓的"芜菁膏、'乍木热'和秘药":"乍木热"指的是骡驹胎粪,秘药指的是绿松石。

第一百二十五　肉毒症治法章节中的秘药

所谓的"或者秘药、羔得贝莫德格(囊距翠雀花)":秘药指的是鲜嫩莱菔及苏图布,此药通常指的是南方海岸上生长的荜澄茄。

第一百二十八　接触毒症治法章节中的秘药

所谓的"猛秘药三十八金方(金箔)":猛秘药指的是金(金箔)与水银共煮,倾去水即可。若无金箔时热制水银亦可。

所谓的"两秘药煅灰等":两秘药指的是蛇床子及银朱。

第一百二十九　狂犬病治法章节中的秘药

所谓的"齿苞黄堇加二秘药":二秘药指的是上述二种药(臭鼬爪、乌鸦眼)。

第一百三十　壮阳章节中的秘药

所谓的"去毒炮制按师口传,加三种药":三种药指的是诃子、麝香、秃鹫肉。

所谓的"奥秘大肉"：奥秘大肉指的是未交配的羊睾丸及羊肉。

所谓的"与上述药总量等量秘药"：秘药指的是苏若玛曾格（雪蛙）。

第一百三十二　获得妙音治法章节中的秘药

所谓的"要使声音悦耳悠长服用秘药"：秘药指的是幼黄鹂喉管。

所谓的"秘药与山羊奶调和，于每月下旬服用"：秘药指的是驴喉结。

所谓的"石榴、茵陈各等量，秘药……"：秘药指的是龙喉头。

第一百三十三　滋补章节中的秘药

所谓的"明目秘药"：秘药指的是铁色蛇。

第二章　奇异药名的含义

第二　赫依病治法章节中的奇异药名

所谓的"各种骨头共煎之汤加调料"：调料指的是干姜、阿魏、紫硇砂、大蒜、荜茇等五味。

所谓的"三骨滋养汤"：指的是吸收胸骨精华的肩胛骨柄，吸收胯骨精华的尾骨，吸收下肢骨精华的跟骨等三骨煎汤。

所谓的"四营汤"：指的是绵羊肉、陈酥油、陈红糖、大蒜等煎成的汤剂。

所谓的"苏日布格油剂"：指的是用鹿、牦牛骨髓及诃子、川楝子仁等制成的油剂。

在《四部医典·后序本》中记载：诃子肉、川楝子仁、三凉药、肉桂等配伍制成的油剂亦叫苏日布格油剂。

第四　赫依性狼头症治法章节中的奇异药名

所谓的"老兴"：指的是肉桂。

所谓的"扎"：指的是白硇砂。

所谓的"达格"：指的是多叶棘豆。

所谓的"乌吉古日"：指的是尖嘴诃子。

所谓的"调料"：指的是荜茇。

所谓的"杜日"：指的是加等量的藜芦研末制成的散剂。

第五　喘病治法章节中的奇异药名

所谓的沉香三十五味散中的"三沉香"：指的是沉香、土沉香、降香。

所谓的"镇刺痛三药"：指的是蓝刺头、毛连菜、旋覆花。

所谓的"巴·地格"：指的是巴沙嘎、地格达。

所谓的"克粘四药"：指的是草乌、麝香、黑云香、兔心。

第七　巴达干病治法章节中的奇异药名

所谓的"宝如扩散时用猪精华"：猪精华指的是黑冰片。

第八　宝如病治法章节中的奇异药名

所谓的"三子"：指的是诃子、川楝子、栀子。

所谓的"三对治药"：指的是土木香、芫荽籽、沙棘。

所谓的"石榴三味（药）"：指的是石榴、荜茇、干姜。

第十三 水臌病治法章节中的奇异药名

所谓的"水肿八处"：指的是颜面、眼睑、手背、第十六椎附近、胸下、会阴部、胫部内侧、足背等八处。

所谓的"茫霍"：指的是石榴。

所谓的"博都日亚"：指的是杜仲。

所谓的"黑格瓦"：指的是香青兰。

所谓的"似蚁身"：指的是荜茇或萨日得木格。

所谓的"无华硫黄"：指的是哈日–斯日得玛。

所谓的"内臣'嘎尼亚札'"：指的是肉桂。

所谓的"热药之王"：指的是辣椒。

所谓的"锉纹状"：指的是白豆蔻。

所谓的"外臣蓝宝粉"：指的是铁屑。

所谓的"燥血药"：指的是栀子。

所谓的"能作'嘎嘎如'"：指的是螃蟹。

所谓的"入脉药"：指的是甘草。

所谓的"水药"：指的是冬葵果。

所谓的"苏格吉南巴日尼"：指的是上述各种形状之药备齐后等量配伍。

第十六　寒热无误四要素章节中的奇异药名

所谓的"四水"（寒症四施）：指的是用凉性的饮食、起居、药物、外治疗法，而用热性的则称之为"四火"（热症四施）。

第二十六　瘟疫治法章节中的奇异药名

所谓的"独根生长"：指的是独头蒜。

第二十七　天花治法章节中的奇异药名

所谓的"润化缓僵"：指的是三子汤和苦参、地格达汤长期投用之。

第二十八　麻疹治法章节中的奇异药名

所谓的"麝香四味药上加"：指的是加天竺黄、藏红花、牛黄。

第三十四　粘性肠刺痛治法章节中的奇异药名

所谓的"日药"：指的是银朱。

所谓的"月药"：指的是草乌芽。

所谓的"七兄一妹草"：指的是卷丝苦苣苔。

所谓的"非天之子"：指的是银朱。

所谓的"月亮之精华"：指的是草乌芽。

所谓的"山之精药"：指的是漏芦花。

第三十七　转筋粘症(霍乱)治法章节中的奇异药名

所谓的"嘎格查嘎日-其达格奇-巴特日"：指的是草乌。

所谓的"通治药"：指的是诃子。

所谓的"指节"：指的是菖蒲。

所谓的"山精华"：指的是铁杆蒿。

所谓的"白伞轮状"：指的是藁本根。

所谓的"贪欲之冠"：指的是公鸡鸡冠血。

所谓的"怒瞋之脂"：指的是蛇脂。

所谓的"痴愚之轮"：指的是猪鼻。

所谓的"半得胆"：指的是黄鸭胆,亦可用白鸭腿肉替代。

所谓的"道士之灰"：指的是马距灰。

所谓的"角样,带金色光泽的树脂"：指的是黑云香。

所谓的"石垢"：指的是石花。

所谓的"乌奴日图-会苏"：指的是麝香。

第四十一　粘黄疸治法章节中的奇异药名

所谓的"白冰片"：指的是冰片。

所谓的"黑冰片"：指的是煅野猪粪炭。

所谓的"蓝冰片"：指的是金腰子。

所谓的"紫冰片"：指的是麝香。

第四十二　内炭疸治法章节中的奇异药名

所谓的"以臣药为药引"：指的是玛黑达（麝香）。

所谓的"兵者"：指的是水银。

所谓的"雄雌土精华"：指的是硫黄。

所谓的"都么布"：指的是草乌。

所谓的"有关对治汤"：指的是铁杆蒿汤和麝香汤。

第四十三　粘卡闷治法章节中的奇异药名

所谓的"君药"：指的是金色诃子。

所谓的"雄药"：指的是草乌或草乌花。

所谓的"黑长药"：指的是白硇砂或荜茇，亦可称之为"纳格策"。

所谓的"粘乃-浩日"：指的是多叶棘豆。

第四十四　独游粘治法章节中的奇异药名

所谓的"色尔布萨巴拉格"：指的是酸模。

所谓的"泌乳皇后"：指的是狼毒。

所谓的"风水斗士"：指的是草乌。

第四十五　蛋状粘痈治法章节中的奇异药名

所谓的"猛蓝黑"：指的是草乌。

所谓的"龙舌"：指的是橐吾根。

所谓的"铁狼"：指的是飞廉。

所谓的"掌形虎"：指的是小白蒿。

所谓的"阿达音-朝胡日-扎日查"：指的是藁本。

所谓的"吉令甘露"：指的是青色种马粪汁。

所谓的"铁刺狮"：指的是玉竹。

所谓的"乌奴日图-会苏"：指的是玛黑达（麝香）。

所谓的"夜光"：指的是寒水石。

所谓的"意念流出的红菩提"：指的是五灵脂。

所谓的"浩如音-其其格"：指的是开蓝灰色花的草乌。

所谓的"镇粘雄药"：指的是硬毛棘豆。

所谓的"脑"：指的是山羊脑。

所谓的"王心之血"：指的是沙棘。

所谓的"皇后泪珠"：指的是禹粮土。

所谓的"额如德"：指的是八岁童尿。

所谓的"或者用促使溃脓之药"：指的是鸽子、松鸡、狐、狼、兔、鼠等六种动物粪。此方称为鸟粪六味散，用酒煎煮后外涂促使溃脓。

第四十六　腮肿治法章节中的奇异药名

所谓的"人中二黄"：指的是大小二便。

所谓的"身披蟒缎"：指的是酸模。

所谓的"帝王"：指的是藜芦。

所谓的"头戴海螺帽臣"：指的是瑞香狼毒。

所谓的"哈洛"：指的是硬毛棘豆。

第四十八　头部疾病治法章节中的奇异药名

所谓的"与汤剂配合使用"：指的是查干汤。

所谓的"炮"：指的是药物直接放入铁锅内急炒，以四面焦黄爆裂为度。

所谓的"存性秘诀"：指的是药放入密封陶瓷缸中，用大火煅至陶瓷缸外面呈灰白色时，去火，放凉，取出时炭呈乌黑色且发亮者最好。

所谓的"甘露色"：指的是煅烧后炭呈黑色且发亮。

所谓的"希莫音-罕"：指的是麝香。

所谓的"以急行使者为药引"：指的是用温开水送服。

所谓的"地之花"：指的是硫黄。

所谓的"蓝宝衣"：指的是炮制水银。

第五十　　眼病治法章节中的奇异药名

所谓的"木如意宝"：指的是甘草。

第五十三　　口腔病治法章节中的奇异药名

所谓的"烧热肋骨烙吸"：指的是动物肋骨（各种动物肋骨均可）烧热呈白色时烙吸。

所谓的"楚·都瓦二药"：指的是酸模、天南星。

第五十四　　牙齿病治法章节中的奇异药名

所谓的"达都拉"：指的是泡囊草籽。

第六十　　脾病治法章节中的奇异药名

所谓的"山胭脂"：指的是紫草。

第六十二　肾病治法章节中的奇异药名

所谓的"森巴"：指的是草乌叶。

所谓的"花色俱全"：指的是哈洛莫德格（蜀葵花）。

第六十三　胃病治法章节中的奇异药名

所谓的"调理体素的主药"：指的是诃子。

所谓的"收集万物精华"：指的是寒水石。

所谓的"功效俱全之王"：北藏医派为胡黄连，宿喀派为漏芦花。

所谓的"集诸宝心"：指的是五灵脂。

所谓的"收集万花之精华"：指的是土木香。

第七十三　呼吸不畅症治法章节中的奇异药名

所谓的"葡萄七味散用四味汤送服"：四味汤指的是土木香四味汤。

第八十五　协日乌苏病治法章节中的奇异药名

所谓的"霹雳露"：指的是水银。

所谓的"土之精华"：指的是黄硫黄。

所谓的"红斑小虎"：指的是斑蝥（红、花相间斑蝥）。

所谓的"水之精华"：指的是白硇砂。

所谓的"急行使者"：指的是藜芦。

所谓的"猴尾"：指的是贯众。

所谓的"玛黑达"：指的是麝香。

所谓的"具光黄丹"：指的是尼泊尔红花。

所谓的"玉龙鬃"：指的是刺柏叶。

所谓的"额如德"：指的是八岁童尿。

第八十六　白脉病治法章节中的奇异药名

所谓的"三芳香木药之王"：指的是白檀香、紫檀香、沉香。

所谓的"动物二精药"：指的是麝香、牛黄。

所谓的"水和雪之骨"：指的是珍珠和珊瑚。

所谓的"三宝果"：指的是诃子、川楝子、栀子。

所谓的"调料二王"：指的是肉桂、荜茇。

所谓的"黄水三味药"：指的是决明子、苘麻子、冬葵果。

所谓的"二木香"：指的是青木香、广木香。

所谓的"木精华药"：指的是甘草。

所谓的"爬地药"：指的是地锦草。

所谓的"沙药"：指的是海金沙。

所谓的"嘎嘎如"：指的是螃蟹。

第一百　疝气治法章节中的奇异药名

所谓的"达哈巴拉"：指的是肉桂花。"泽德·嘎苏拉·博哈拉·巴哈利·阿拉"，"阿绍干达"：指的是紫茉莉。"巴格巴日格·哈如博哈拉·敦巴拉"等未解释的术语在藏文书籍中未做明确阐述。

解释：在蒙医古籍《诃子鬘》中作如下描述："泽德指的是牛蒡子，嘎苏拉指的是硼砂，博哈拉指的是小茴香，巴哈利阿拉指的是猪血，巴格巴日格指的是日恩昌嚓拉（驴血），哈日博哈拉指的是天仙子，敦巴拉指的是草乌。"

所谓的"按药味分类研末"：指的是干姜、荜茇、胡椒。

第一百零一　巴木病治法章节中的奇异药名

所谓的"虎口开裂"：指的是硬毛棘豆。

所谓的"清血之药"：指的是独行菜。

所谓的"蛙掌之花"：指的是毛茛。

第一百零八　妇科病治法章节中的奇异药名

所谓的"三贵药"：指的是紫茉莉、白硇砂、赤瓟子。

所谓的"二雄药"：指的是斑蝥、滑石。

所谓的"四泻药"：指的是狼毒、藜芦、瑞香狼毒、地格达。

所谓的"镇赫依三药"：指的是三热药。

所谓的"怒瞋之肉"：指的是蛇肉。

第一百一十二　阿达病治法章节中的奇异药名

所谓的"吉达拉尼"：指的是珍珠杆。

所谓的"香墨、四种秘药煅灰"：四种秘药指的是羊骨、麝香、黑硫黄、黑云香或者花狗鲜血、麝香、黑云香、道恩塔拉（孔雀翎焙焦灰）。亦可加用狼、黄猴胸毛煅灰。

第一百一十六　嘎热格病（萨）治法章节中的奇异药名

所谓的"穿毒"：指的是水银。

所谓的"皇后"：指的是硫黄。

所谓的"雄药"：指的是草乌。

所谓的"两臭药"：指的是石菖蒲、阿魏。

第一百一十九　头部创伤治法章节中的奇异药名

所谓的"白红菩提"：指的是寒水石和朱砂。

所谓的"希拉"：指的是自然金（金矿石）。

所谓的"巴日巴亚迪"：指的是石韦。

所谓的"甘达尼拉"：指的是蓝刺头。

所谓的"启门者"：指的是木贼。

所谓的"两种拉玛嘎拉"：指的是朱砂和银朱。

所谓的"叶加半"：指的是蓝刺头的叶与花各一半配伍。

所谓的"呼和-毛都"：指的是杜仲。

所谓的"拉消"：指的是炉甘石。

所谓的"额莫音-阿日希"：指的是自然铜。

所谓的"拉格道"：指的是自然铜。

所谓的"锁脉止血"：指的是熊胆。

所谓的"蛇的克星"：指的是麝香。

所谓的"阿嘎西塔"：指的是磁石。对治疗颅骨裂伤，需勤修秘传正骨手法。

第一百二十五　肉毒症治法章节中的奇异药名

所谓的"以鲜血调制"：指的是红色公黄牛鲜血调制（用放血法取的鲜血）。

所谓的"快马"：指的是按时采收的藜芦。

所谓的"武士坐骑"：指的是紫草茸和胡黄连。

所谓的"锐利"：指的是白硇砂。

所谓的"再配向导"：喻指贝齿、麝香。

第一百三十　壮阳章节中的奇异药名

色德必、高日哈木力、博哈日达哈热色、木色力、毛格萨拉、必哈达哈日·干达、吉达瓦日、阿日苏木迪、莫必嘎苏拉、必哈马日吉、嘎日嘎拉性黑※等上述药名在藏医书籍中未做明确记载，故应参照达日木所著《玛那格·嘎日吉玛》。

※在《诃子鬘》中记载："色德必是紫檀香，高日哈木力是查干泵嘎，博哈日达哈热色是硫黄，木色力是天南星或硫黄，毛格萨拉是紫草，必哈达哈日·干达是土木香，其拉瓦日是文冠果膏，阿日苏木迪是麝香，必哈马日吉是沉香，嘎日嘎拉性黑是肉桂叶。"

第三章 特殊治疗的含义

第二 赫依病治法章节中的经验方

所谓的"可用青稞药酒":指的是巴达干偏盛患者用青稞药酒。

所谓的"红糖药酒":指的是小麦、青稞、蒺藜等量配伍蒸熟发酵后在醪糟中掺入红糖水应用。

所谓的"祛赫依寒症的药油酒":指的是荜茇、小茴香研为细末,加熔化的绵羊油、红糖、蜂蜜充分搅拌后加酒。

所谓的"蒺藜酒":指的是蒺藜、青稞加水煎尽水分后再掺入酒曲,混合发酵的醪糟取水制酒。

所谓的"骨酒":指的是两岁整只绵羊羔骨砸碎煎汤后放入青稞酒里酿成的酒。

所谓的"在四种熬汁提浆汁中,首先在白色熬汁提浆中酥油煎尽水分后"中的"酥油煎尽水分后":指的是绵羊或牦牛滤净的纯酥油。

所谓的"奶":指的是绵羊奶。

第三　主脉赫依病治法章节中的经验方

所谓的"按标准配制成威猛嘎日迪五味丸"：是指诃子被喻为鹏之肉，草乌为鹏之心，以上两种药各4钱，广木香为鹏之骨1钱，菖蒲为鹏之筋2/3份，麝香为鹏之血1/3份，如此将五种药分别研末后加秘药份。

第四　赫依性狼头症治法章节中的经验方

所谓的"肉桂、'扎达格'"：在古籍里扎达格指的是硬毛棘豆和斑蝥，也有两种药同时应用之说法，故根据病情酌情配用。

第五　喘病治法章节中的经验方

所谓的"八味沉香散中减去三味药及组方医道详见单传方剂集"：指的是镇赫依的八味秘诀沉香散。其配方由沉香、阿魏、肉豆蔻、广枣、紫硇砂、白豆蔻各1份，天仙子2份，兔心加大拇指指尖大小组成，共研细末，用人乳调为黄豆大小的药丸。用法，酌情服用21粒、18粒、15粒，对癫狂病、昏厥、健忘症、哮喘、赫依性佝偻症均有良效。如热势偏盛则减阿魏、紫硇砂、白豆蔻，如寒势盛则减广枣、天仙子、兔心。

所谓的"血偏盛时沉香八味散加……"：沉香八味散指的是

让·沉香八味散。本方由沉香、广枣、白檀香、紫檀香、肉豆蔻、天竺黄、红花、北沙参、白糖等制成散剂，主治赫依楚苏紊乱引起的胸背刺痛、胸部胀满、咳嗽、咳白沫痰。此为让苏荣（章松）"萨日嘎德"所述的沉香方剂。

所谓的"或者投用沉香十五味散亦可"：沉香十五味散方是由让·沉香八味散、土木香四味汤及三子汤三方组合而成。本方对赫依、楚苏相搏引起的全身僵硬，空虚紊乱，咳白沫痰，平息粘、热、赫依相搏及山川间赫依热、心热症、心赫依症等病均有良效。有些医者认为，十五味沉香散方由平喘沉香八味散与七珍汤（诺尔布七味汤）配合使用。此时有2份诃子，所以按北派伦布之医理减1份诃子，加1份紫檀香。

第六　希拉病治法章节中的经验方

所谓的"杜日吉德"：指的是除去茎及皮的藜芦。

所谓的"塔日努"：指的是用母牛溲炮制的狼毒。

所谓的"丹绕格"：指的是除去果壳的巴豆。

所谓的"擦拉"：指的是煎至无水分的硼砂。

所谓的"阿如拉"：指的是除去根及核的诃子。

所谓的"泵嘎尔"：指的是根、叶混合的查干泵嘎。

所谓的"斯日吉莫都格"：指的是去皮的木鳖子。

所谓的"地格达"：指的是当药、莲座虎耳草和花锚的统称。

第七 巴达干病治法章节中的经验方

所谓的"德吉德牛姆丹散"：指的是在配制本方时将寒水石、方解石混合，炮制硼砂，莱菔存性煅炭使用。

所谓的"以良药为引导"：指的是巴达干热增盛时以加用土木香、芫荽籽、沙棘或者加用黄柏花、黄柏籽做药引为佳，血偏盛时以加用胡黄连、栀子、巴沙嘎做药引为佳，希拉偏盛时以加用查干泵嘎、地格达、木鳖子做药引为佳，赫依偏盛时以加用肉豆蔻、阿魏、紫硇砂做药引为佳。这样结合病情用引药施治是北藏（伦布）医派秘诀之道。

所谓的"对所有巴达干合并症、聚合症种类"：指的是治疗巴达干合并症、聚合症及食道、胃口纳里症均有效。如果未消化寒症偏盛提升胃火时，方中的寒水石要替换成石榴。秃鹫胃、狼胃对提升胃火更有效。

所谓的"莱菔"：指的是莱菔不煅炭，晒干配伍。

所谓的"与一般催吐剂不同的深奥秘诀。尤其是疾病侵入心脏深伏者，用孔雀石、蓝铜矿、开黄花的绿绒蒿制剂"：方中开黄花的绿绒蒿指的是绿绒蒿刚开叶时采集的根、叶、花混用。

所谓的"达尔布班扎"：指的是沙棘、栀子、肉桂、广木香、荜茇等的配伍制剂，以蜂蜜为药引服用。

第八　宝如病治法章节中的经验方

所谓的"楚日冈"：指的是茎叶嫩并在有酸味时采集的酸模。

所谓的"铁屑"：指的是炮制去毒的铁屑粉，即取净铁屑，加金色诃子汤浸泡一昼夜至变灰青色。或者将铁屑加工成铁粉置锅中与水柏枝共煮沸，倒去水液，取出铁屑，晒干。

二十五味唐钦汤方剂中的"玛奴巴达拉"：指的是开黄花的土木香叶。

所谓的"布斯嘎尔木拉"：指的是开白花的土木香根。

所谓的"吉勒泽"：指的是查干-吉勒泽（麻花秦艽）。

所谓的"力兴"：指的是夏至前采收的水柏枝嫩叶。

所谓的"用巴尼凉水送服"：指的是用凉水或雪水送服。

第九　不消化症治法章节中的经验方

所谓的"二外火"：指的是煅制的万年灰和寒水石。

煅制万年灰：取净五种白色矿石（石灰岩）明煅至红透，立即投入白酒中。

煅制寒水石：取五种寒水石净品，砸成小块，置无烟的炉火上煅至红透，立即倒入酒或酸牛奶中淬酥取出，晾干。

第十 痞块症治法章节中的经验方

所谓的"煅制盐、二矾，煅制寒水石及……"中煅制寒水石方法为：取寒水石净品，置无烟的炉火上煅至红透，立即倒入酸牛奶中淬酥。

所谓的"发于脉管的脉瘤，促其化脓"：指的是鸟粪六味散以酒煎煮擦涂，令其化脓。

第十三 水臌病治法章节中的经验方

所谓的"给予足量的德吉德·巴让布（中能安散）时加大荜茇量为佳"：其中荜茇用自在汉荜茇为最佳。若无此荜茇，亦可用小而微黑褐色、形如钢笔尖大小的印度荜茇，郎布策荜茇为最次，禁用。此方上加蒺藜、冬葵果、海金沙、螃蟹等制成剂，叫德吉德·楚角。

所谓的"萨日得那格"：指的是夏至前采收的不丹黄芪。

所谓的"嘎都日"：指的是拳参叶。

所谓的"扎格策"：指的是炮制的铁屑。

二十五味塔黄散方中的塔黄需在6月份采集。

所谓的"萨日得那格"：指的是生长在无污染、高海拔的不丹黄芪，需在霜降前采集。

所谓的"毕日阳古"：指的是5月份花盛开前采割的香青兰。

所谓的"郎那莫德格"：指的是花盛开时采收的水金凤。

所谓的"萨日得嘎日"：指的是夏至前采收的宽苞棘豆。

所谓的"乌达巴拉"：指的是5月份采收的绿绒蒿。

所谓的"尼嘎"：指的是6月份采收的冬葵果。

所谓的"古日古木"：指的是尼泊尔红花。

所谓的"珠如拉"：指的是将栀子去核应用。

所谓的"毕毕灵"：指的是自在汉荜茇和扎珠玛荜茇。

所谓的"丁香神泻剂"：配制时以用瓶状丁香（母丁香）为最佳，若母丁香稀缺时加一半其他丁香，研细末搅匀，加一鸡蛋壳量，加入一升犏牛酸奶，置于热处发酵三昼夜，用布除去浮沫过滤成米粥状，令服，小便会不禁而出。或用利尿药送服。

所谓的"金黄帐里展彩绸"：指的是藏红花一钱。

所谓的"重铺凉褥"：指的是关木通一钱。

所谓的"藏僧迎吉"：指的是香青兰一钱。

所谓的"头戴蓝彩绸冠"：指的是巴沙嘎一钱。

所谓的"金葫芦妆耳"：指的是木鳖子一钱。

所谓的"身披蓝彩绸"：指的是绿绒蒿一钱。

所谓的"手握如意荷包"：指的是去核的栀子一钱。

所谓的"对其以各自益有的辅佐为用"：指的是用各自对治药来引治。

封住脉口要隘，精气耗尽、体力丧失时加用冬葵果、芫荽籽等量配伍应用。

所谓的"最佳利尿药"：指的是橐吾。

所谓的"疏通要隘的引药"：指的是木贼、栀子汤。

所谓的"巴达干热黏液增多、阻塞下行赫依之运行之道及小便去路，使其水液断流时服用七味红花消肿散（宝乐满七味散）加……"：指的是加芜菱籽1钱。

所谓的"另外按师传口授用引药"：指的是白脑砂汤。

所谓的"各自的对治药而用引药"：指的是根据脏腑渗漏原因及发病部位可酌情用各自的药引来施治。肺渗漏型水臌拖延日久后加一钱甘草，水肿如池沼日久后加用查干泵嘎，脾渗漏型水臌拖延日久后加丁香一钱，肝热症引起的水肿加牛黄一钱，肾渗漏型水臌加诃子一钱，腑性渗漏型水臌症宜投七味红花消肿散加一钱止泻木汤送服效佳，皮肤黄疸时用黄柏汤送服。此方剂称之为宝乐满七味散。此方剂上加药引时变成八味方剂，故与七味红花消肿散名称不符。所谓的"为何不变成八味剂其机理按师传口授"及"因药物选择配伍的不同，对热性水肿、寒性水肿病均有效，胃、肝病用凉性药物过量时，用温性滋补汤送服，有温补和平息的作用按师传口授"：指的是肺渗漏型水臌症忌用木鳖子，加用甘草；有的忌用巴沙嘎，加用红花；希拉偏盛的热性水臌症等忌用木桶，加用查干泵嘎；脾渗漏型水臌症忌用巴沙嘎，加用丁香；肝渗漏型水臌症忌用木鳖子，加用牛黄；肾渗漏型水臌症忌用木鳖子，加用诃子；腑性渗漏型水臌症不加减药引。热病末期热性水肿病投七味红花消肿散，视病情加用拳参等。

七味红花消肿散加用药引后为何不变成八味剂，这方面的深奥秘诀在查格德尔·关布著的《哲对宁诺尔》中作了更深刻的阐述。

第十五 一般热症治法章节中的经验方

所谓的"土木香四味汤"：指的是视病情加减其量，如赫依盛则加苦参和珍珠杆之量；希拉盛则加土木香之量；巴达干盛则加山奈之量；如恶寒，治疗无效时加苦参之量。另外，山奈常用量以外还可以加大量应用。

秘诀清凉散方剂中的"沉香"指的是沉香和白木香混合应用。

所谓的"阿如拉"：指的是去核的诃子肉。

所谓的"苏格木勒"：指的是毒性疾病时禁用白豆蔻。

所谓的"地格达"：指的是白药和莲座虎耳草混合应用。

所谓的"泵嘎日"：指的是根、叶混合应用。一般宝如病加柿子。北藏医派（伦布）中加炉甘石和比沙嘎。

所谓的"侧柏籽煎汤内服后投用狼心方"：指的是紫草、牛黄、属虎女孩无名指指甲，共研为散，水浸取汁应用。

第十九 增盛热治法章节中的经验方

所谓的"或者都德赛洛玛、赞丹-嘎日布"：其中的都德赛洛玛指的是草乌头嫩幼苗长出四横指长时采割配方，此方剂称之为"唐索"（意为一剂可治愈）九味散，亦称兴朱德九味散（药到病除散）。

第二十四 伤热治法章节中的经验方

还有清肺十三味散方中可弃去木香、拳参,再加胡黄连、块根糙苏的组方机理之说。

第二十五 骚热治法章节中的经验方

"冰片仁钦沙格巴":指的是《四部医典·后序本》所述的冰片、六良药等配伍制成的冰片十四味散,此方和藏医派名医的冰片十四味散可视病情酌情服用。

所谓的"拉苏木(三子汤)和土木香四味汤二合方":指的是七珍汤。

第二十六 瘟疫治法章节中的经验方

所谓的"藁本二十九味丸中的都德赛洛玛":都德赛洛玛指的是草乌芽。

所谓的"嘎日纳格":指的是煅制存性的野猪粪炭(黑冰片)。

所谓的"普日罕达":指的是铁杆蒿叶茂盛时采集制成的浸膏剂。

所谓的"赞丹":指的是白檀香。

所谓的"帮泽、泵嘎日、嘎格查嘎日-其达格其":嘎格查嘎日-其达格其指的是草乌芽。

所谓的"希拉性瘟疫在一般治疗上加三子"：一般治疗指的是治疗热症时的希拉大剂。

第二十七　天花治法章节中的经验方

所谓的"用雪水泛丸，以温开水分别用白、黑痘疹的药引送服"：指的是加快其药效，将药物研末，白色痘疹加秘药（羊头颅炭）、白犀角、山羊血、黑冰片、瑞香狼毒花，黑色痘疹加人类（煅炭）、白胸黑狗粪、黑猪粪及秘药（羊头颅炭）等煅灰存性为药引各自服用。

所谓的"巴勒扎布"：指的是硅镁石、代赭石两种。

所谓的"东泽"：指的是纤维石。

所谓的"森巴茵钠布其"：指的是夏至前采收的草乌叶。

所谓的"乌力楚"：指的是热制水银。

第二十八　麻疹治法章节中的经验方

所谓的"巴布-13"配制方法：由诃子（去核）、木香、石菖蒲、草乌、黑云香、牛黄等配伍制剂，谓之六雄散。此方剂上加麝香，谓之七雄丸，再加多叶棘豆、水银（热制）、硫黄、查干-吉勒泽、胡黄连、漏芦花（根、叶混合）等制成散剂，谓之十三味雄丸。

第三十三　胃痧症治法章节中的经验方

所谓的"玛如泽"：指的是剥落内果皮的紫铆。

第三十四　粘性肠刺痛治法章节中的经验方

所谓的"护腑验方"：在《哲对宁诺尔》中有云："黑芝麻一药勺，用雪水泡，加未腐烂的兔脑6份，熊胆1份，未腐烂的羊肠1份，共研细末，服用2~3次能保护肠道黏膜。"

所谓的"嘎布日钠克布"：指的是煅炭存性的野猪粪（黑冰片）。

所谓的"榜阿"：指的是查干泵嘎根。

所谓的"曼钦"：指的是草乌芽。

所谓的"木香、黑芝麻加入固泻药"：固泻药指的是红花殊胜七味散加熊胆、兔脑等配制，或者加三凉药、五灵脂、麝香、查干泵嘎、止泻木、熊胆等配制投用，或者用茜草、丹参汤，闭合脉窍，止断小肠疫引起的泄泻。

虽"泻粘浊便加沙生槐子"，但临床验方中常加用黄柏籽。

"取冷水时间"：指的是在晨星还未消之前，勺口朝水流方向逆水舀取。

所谓的"验方秘诀"，在《哲对宁诺尔》中记载："黎明时星宿未隐去前，峡谷凉水底石头用工具捞出，加西红花、五灵脂、黄柏各等量配伍用红绸缎包裹，一同放进峡谷凉水中。"

第三十八　炭疽治法章节中的经验方

所谓的"除火炭疽，其他炭疽的中间顶端用火灸阻止走窜的穴道"：指的是阻止走窜穴道，炭疽发于下肢，灸心脉赤目脉；发于上肢，灸"阿索"脉；发于头部，灸小尖脉和丁会穴；流窜至任何部位，灸流窜之处穴位。

所谓的"雷击摧顶等四法施治"：指的是火灸施治的穴位如同《兰塔布》原章节中所述那样，流窜到任何部位均要火灸阻止走窜的穴道。

第四十一　粘性黄疸治法章节中的经验方

所谓的"三黑血"：指的是乌鸡、黑猪、黑狗的血。

所谓的"楚曼（法药）"：指的是以做过佛事的甘露药为最佳，亦可用格隆尿或禅师尿。

所谓的"采于石山的主药五份"：主药指的是诃子。

"用八贵散加齿缘草五味汤"：其中的齿缘草五味汤由齿缘草、木鳖子、角茴香、拳参、诃子等配合组成。

第四十二　内炭疽治法章节中的经验方

所谓的"以酥油调制成丸剂，用铁杆蒿汤加少量味药送服"：少量味药指的是铁杆蒿汤中加少量煅炭人、狗、猪粪,煎煮用清汤送服。

所谓的"用巴查(芝麻渣)、白皮蒜、鸡粪、藁本等罨敷":指的是将上述药以尿液煎煮热敷。

第四十八　头部疾病治法章节中的经验方

所谓的"口传秘诀药热乐嘎日–巴德东玛":指的是在治胃病章节中的知托洁白丸(如套布日嘎日)上增加玫瑰花量配制。

第四十九　　"亚玛"头虫病治法章节中的经验方

所谓的"头部疾病用泻脉法施治时,剃去头发后,药膏热涂于头牛皮样厚":指的是剃去头发,先依次用碱水、白芷水及温花椒水洗头后,再热涂对治药膏像牛皮那样厚,用毛绳沿发际扎好,防止外涂药汁渗漏面部。

第五十　眼病治法章节中的经验方

所谓的"特木日毛盖":指的是头部、眼睛齐全的乌梢蛇。颊及鼻间花白的为最佳。蛇肉切断置麝香水中浸透一昼夜去毒应用。

所谓的"东泽":指的是东巴拉。如各种动物胆采集不全时,用犏牛胆、鱼胆亦可。

所谓的"用铁浸液调拌配制"：铁锈水指的是取净铁屑，加诃子汤浸泡至铁屑变成黑色时滤过的药汁。

所谓的"巴勒扎布"：指的是钉头代赭石、肾状赤铁矿、硅镁石、代赭石四种。

所谓的"给古乐其·查干·嘎查嘎日·其达嘎其"：指的是纤维石。

第五十一　耳病治法章节中的经验方

所谓的"乌格曲-5"：指的是配方由角蒿籽、麝香、莱菔、木香、独头蒜等配合组成的角蒿五味制剂。

所谓的"令患者侧卧注入耳内法秘诀教诫听从师传"：指的是将白芷在净水中煎煮后用棉花过滤取澄清液，用同样的方法取花椒澄清液，将两种澄清液混合后取液注满耳孔，用食指充分揉洗倾出后，再次用温药液注入耳中，用面团堵塞耳孔施治，如此治疗数次后用吸角吸出。

所谓的"麝香、大蒜"：方中大蒜指的是独头蒜。

第五十二　鼻病治法章节中的经验方

所谓的"宝德察"：指的是碱花。

所谓的"与如达配伍注入鼻内"：指的是用水调稀注入鼻内。

所谓的"具体操作秘诀按单传教诫所述"：指的是偏头用碱花、

石绿、白芷等以上任意一种适宜水清洗头部，擦涂黄油，充分按摩。

所谓的"以巴德莫（章瓦）为主剂，其他药各等份配制成的巴德莫——"：指的是上述散剂用枇杷叶煎汁调稀，取澄清汁，温滴鼻七滴，用温面团罨敷片刻，滴鼻时低枕仰卧，用嘴呼吸，鼻部有发热发青便是药效发挥了作用。先流出许多清涕，后流出较多黄水后才能排出病邪。如果出现鼻衄，用熊胆、藁本根或铜灰等制成药锭塞鼻施治。

"疫感冒日久迁延不愈时加查干泵嘎、香附等药引导施治"其治疗原理详见《哲对宁诺尔》。

所谓的"感冒迁延不愈扩散时"：指的是马粪汁中加微量的旱獭胆，与白糖、黄油调稀注入鼻腔施治。

所谓的"拉刚、贝嘎尔"：指的是香附、白云香与鲜酥油焚烟熏之。

所谓的"杜尔吉德"：指的是以藜芦为主的方剂用乳牛溲调和。其用法如同上述。

鼻泻剂：有宝如渗漏出血危险及鼻衄史者，禁用鼻泻剂施治。

所谓的"之后服用四边汤"：四边汤指的是由地锦草、吉勒泽、巴沙嘎、紫草等配伍制成的汤剂。

第五十四　牙齿病治法章节中的经验方

所谓的"羊眼球、博纳玛（金露梅）及……"：此方在经验方中有加诃子肉、熊胆、草乌等之说法。

第五十六　心脏病治法章节中的经验方

所谓的"用酒送服进行下泻,具体方法听从师传":指的是在《哲对宁诺尔》(书名)中有云:"拇指大小的嘎尔布其格土布(人参)在酒中浸泡一昼夜,其澄清汁中放入九只斑蝥,再放入等量的白硇砂、羊粪大小的光明盐、桃德勒高尔木格布(滑石)、银朱、硼砂(制)、肉豆蔻、阿魏各黄豆大小量及信筒子七粒等共研细末,用绸包裹浸泡。"取澄清汁视病势酌情服用。可用黄酒送服清泻施治。

第六十三　胃病治法章节中的经验方

所谓的"如套布日嘎拉":即邰德日(人名)之道调理体素的诃子6份,收集万物之精华的寒水石3份,功能俱全之王胡黄连3份,收集珍宝精华的五灵脂1.5份,收集万花精华的土木香根据病情加量,共研细末,用收集万花精华的蜂蜜调和制成鼠兔粪大小的蜜丸。酌情加用下列对治药施治。如赫依症加沉香、丁香,希拉症可加地格达、木鳖子,巴达干症加柿子、石榴,粘症可加草乌、麝香,疫症可加查干泵嘎、草乌芽,脏腑病加六良药,黄水病加文冠木、白云香,胃病加石榴,结肠病加芒硝,小肠病加止泻木,腰部疾病加手参,膀胱疾病加白硇砂,精腑病加紫茉莉等。与主方共研细末,制成泡涨黄豆大小的药丸,每次5或7或9粒口服。热性疾病用水送服,寒性疾病用酒送服,一般疾病用凉开水或黄酒送服。如上所述,注意应用可清除巴达干、灰白宝如合并引起的聚合症。

第六十五 肠瘤疾治法章节中的经验方

铁匠炉灶土4份,鼠洞土(洞口向东)1分,锅灶中心土1钱9分,碱花2分,黑冰片一把,诃子2钱,土木香1钱。

第七十二 呃逆病治法章节中的经验方

所谓的"或者饮三口凉水之后":具体秘诀在《哲对宁诺尔》中有云:"凉水掺尿液饮三口后,从上按压运行至下腹,将筋泡软后尖端塞入鼻孔深处刺激打喷嚏可除呃逆。"

第七十三 呼吸不畅症治法章节中的经验方

所谓的"丁香十一味制剂类":指的是以丁香为主的丁香六味散和葡萄七味散合并组成。去除重复的甘草、天竺黄两味药。

第七十四 痧症治法章节中的经验方

所谓的"灭虫回生散":指的是配方由标准配伍的五凤散加等量的信筒子合并制剂。若用药者为男性,用其妻的尿液和盥洗右手的水混合送服;若用药者为女性,则用其丈夫的尿液和盥洗左手的水混合送服。

所谓的"另外，还可用师传特别有效教诫治疗的秘诀是……"：指的是在《哲对宁诺尔》中有云："若剧烈刺痛时，令患者俯卧，依次按压每一脊椎，在其中剧烈刺痛的脊椎上，用棍击打，在肿胀凸起部位火灸，即可消除疼痛。"

所谓的"或者取比丘咒师的尿液等催吐"：指的是胃痧症用引吐法施治。"用藜芦、沙棘等配伍制剂泻下"：指的是肠痧症用泻下法施治。"体中部疾病用藜芦、白芷等配伍制剂"：指的是大肠痧症用灌肠导泻法施治。"从下引出"：指的是用灌肠导泻疗法施治。

第七十五　虫病治法章节中的经验方

虽原著中有"温开水调和"样记载，但把药以甜食调和服用，使虫麻痹后内服杀虫药则疗效最佳。

第七十九　尿闭症治法章节中的经验方

所谓的"另外瓦其尔旦及……"：指的是无敌金刚丸由草乌、白硇砂、刺柏叶、贯众、红花、缬草、麝香、牛黄、熊胆等配伍制剂，以银珠为引药服用。此方称之为苏日格仁（人名）医道的无敌金刚丸。

所谓的"阴毛的别类应用"：即男性用女性阴毛（燎成炭），女性则用男性阴毛（燎成炭）。

第八十一　热性腹泻治法章节中的经验方

所谓的"另外，秘诀教诫谨听师传"：指的是热偏盛但无粘邪者，五味子七味散用果酒送服。用法在《哲对宁诺尔》中记载："虽出现醉感，但有止泻功效。"

第八十二　痛风治法章节中的经验方

所谓的"别冲十五味丸"：指的是其配方由十味白云香散之上加五凤散组成。方中重复的诃子、木香各去除1份，加黑云香、其拉瓦日（文冠木膏）等配伍成云凤十五味散。如此各药合理配制能使精华得以正常转化畅行，有良好的功效。

所谓的"涂药之王呼和嘎日迪（青鹏涂剂）"：指的是增加本方的功效及颜色，加微量的瑞香狼毒，再使药剂制成青凤状。治疗热寒两症的哈日嘎日迪、希日嘎日迪在《兰塔布》中未阐述，详见其他医典记载。

第八十三　风湿病治法章节中的经验方

所谓的"鲁杜德-18制剂类"：指的是原方中只有十七味，再加木香配合成党参十八味丸。

所谓的"珍宝剂中炮制水银去毒及……"：指的是取水银煮沸后再用清水洗净，或者热制水银亦可。

所谓的"驴血"：指的是键壮、灰褐色、牙口小的驴血。

第八十六　　白脉病治法章节中的经验方

在北藏医派医道中有两种普日勒吉德木（神奇利爪散）。其中"杜德如勒·普日勒吉德日木（解除痉挛的神爪）"：指的是麝香、丁香、水柏枝、拳参、甘草与红糖配伍，用脑髓调和制成丸剂。此药对白脉病有特效。

所谓的"患病处针灸施治"：指的是不用火灸的种类，依据《哲对宁诺尔》的医道灸法可用水灸、火把灸、木灸、角灸、珍宝灸等施治。

第一百零一　　巴木病治法章节中的经验方

所谓的"关于铁钩，黑、白地格巴然砸及……"：铁钩指的是党参，黑、白地格巴然砸指的是全蝎、螃蟹混合应用。

第一百零九　　妇女一般病治法章节中的经验方

所谓的"或者回生救命剂的优化配制"：指的是信筒子、益母草、芝麻菜、玉竹、藜、菁草等药物的配制。

第一百一十七　哈日协日乌苏病治法章节中的经验方

对"五凤丸（嘎日迪-五味丸）"组方五种入药比喻成鹏鸟的肉、骨、筋、心、血等，按标准配制方法叙述如下：

药量（配方）：鹏之肉（诃子）1两2钱，鹏之骨（木香）3钱，鹏之筋（菖蒲）9钱，鹏之心（草乌）6钱，鹏之血（麝香）1钱5份配合组成，因此称之为五凤丸，其药量据应用需要酌情配制。

配制方法：首先用诃子去除草乌毒性，然后将五种药物分别研末后，第一天先把诃子与草乌掺和，用八岁童尿或清水湿润，调拌至紫色，第二天加木香并以上法调拌至黑色，第三天再加黑菖蒲亦以上法调拌至青色，第四天加秘药及加味药（详见以下附加药）可用麝香、黑云香浸泡澄清液调拌，放置一昼夜至颜色变成天蓝黑色且有光泽，最后将麝香用未成年男子之尿浸泡溶液调拌成糊状，待变稠至能制丸时，洗净手，涂酥油，制成鼠兔粪大小丸剂，放入瓷器中适当旋转后，用蓝绸缎盖住口放在阴凉处晒干。以上是按照四种颜色教诫标准配制的五凤丸。

加味药：以通方五凤丸为基础，如热大时加牛黄，寒大时加荜茇，哈日协日乌苏病加法药（未成年男子之尿）及黑云香，虫病加信筒子、紫钟，粘症加狼毒、多叶棘豆，赫依症加兔心、阿魏，闭尿症加白硇砂、螃蟹，白喉加丁香、狼毒，粘热症加酸模、法药（修念过佛经的甘露药），麻风病加黄水三味药，黄水病加水银、文冠木，寒性浮肿加花椒、白云香。上述方均加黑云香、牛黄配制应用。嘎日迪基本方叫君王五凤丸，加兔心、法药（未成年男子之粪、尿）及牛黄、丁香等制成大臣五凤丸,加红花、天竺黄、土木香及信筒子、酸模等制成佐使五凤丸;加狼毒、多叶棘豆、螃蟹、黑云香、阿魏等配伍组成使臣五凤丸。以上方剂统称为二十种大鹏散剂。

贮存方法:放在密闭、防潮的罐内,并贮存于阴凉处。

功效:止内刺痛,燥麻风病、丹毒。治麻风病似法轮,治白喉、炭疽似甘露,预防粘热症似铠甲,治哈日协日乌苏病恍似火炭,对白喉、炭疽、粘症、白脉病、萨病、痛风、风湿病、十八种麻风病、赫依性僵直、赫依性佝偻病、各种刺痛症等,概括而言,肌肉、皮肤、脉、筋、骨病均能根除。佩戴和烟熏治可预防哈日协日乌苏病,做成枕头枕眠有止痛作用。故功效奇特。

第一百二十三 合成毒症治法章节中的经验方

所谓的"陈草乌膏剂":指的是五年、七年、九年的陈草乌膏剂,并按年份分为劣、中、优等。

第一百二十五 肉毒症治法章节中的经验方

所谓的"药性最佳的草乌":指的是生长五年的草乌。

第一百二十八 接触毒症治法章节中的经验方

所谓的"苏咪四味散":指的是红、紫、黄、白色四种犀角,并根据颜色定为质佳、质次、质差。又有苏咪（上述四种犀角）与犀角等量，诃子为犀角的一半，麝香为诃子的一半量配伍制剂，本方对诸毒症有特效。

第一百三十　壮阳治法章节中的经验方

所谓的"肉类之王雪蛙肉"：指的是紫雪蛙和黄雪蛙。

所谓的"要加三种药"：指的是加诃子、麝香、秃鹫肉。

对雪蛙甄别雌雄、栖息地，进行优劣鉴别。

甄别雌雄：体紫色为雄。眉毛呈金黄色，眼蓝、红、淡黄、绿色，颈短，切断均为脂肪的为紫雪娃。体淡黄色为雌。眉毛呈绿松石色，光泽好，浅红色光泽质佳，颈和尾较雄性长，切断脂肪比紫雪蛙少，尾部皱纹向上者是紫雪蛙，向下者是黄雪蛙。

栖息范围：雄雪蛙栖息于雪山上，雌雪蛙栖息于大海深处。

优劣鉴别：阴历三月初三至二十三日之间交配，交配前雄雪蛙功效大，交配后雌雪蛙功效大。

使用方法：男性用雌雪蛙、女性用雄雪蛙时药效最佳。缺乏时雄、雌雪蛙均可。若无雪蛙时亦可用丽斑麻蜥。丽斑麻蜥头、骨及骨松质呈油光色，皮薄，其肉具有胶折断的光泽，食之少有粘性并两者无区别。总之，以未变质的大腿肌肉为最佳。（雪蛙的去毒炮制方法详见随后肉类的炮制章节）

肉类炮制：包括去除毒性、刺激性及副作用。

肉类去毒：若未行去毒炮制，会产生毒副作用，从而引起其他病症。在《甘露汇集》中有云："雪蛙、丽斑麻蜥、蛤蟆、蛇、鱼均是海洋动物,如果未行炮制三毒会引起全身沉重、嗜睡、身体发胖、神志恍惚、滑精等巴达干、希拉疾病,视力模糊,引起黄水热症。"

《十万拳》中有云："禽类肉有毒。如未炮制应用可引起赘肉和其他疾病。"《甘露树》中记载："蛇是龙王之子,虽然毒形成的机理众多,但是主要以贪欲、怒瞋、痴愚三种为主,贪欲、怒瞋、痴愚所引起的毒可引起呼吸急促,嗜睡,身体沉重等症状。"

毒居部位:《甘露树》中有云："丽斑麻蜥毒在其头部,蛤蟆毒在其内脏,蛇毒在皮与上身,鱼和沙蜥毒在尾。"又《十万拳》中有云:"禽类肉毒多数在其内脏,除孔雀、秃鹫以外禽类毒在胆囊。"故须炮制后应用。

去毒方法:蛤蟆、丽斑麻蜥、鱼、蛇、石龙子等海洋动物去毒法为加微量的金色诃子、麝香、秃鹫肉,多加秃鹫肉亦可。《甘露树》又有云:"用水银(热制)解贪欲之毒,用麝香解怒瞋之毒,用秃鹫肉解痴愚之毒。"例如:蛇肉去毒炮制在《兰塔布》有述:"取蛇肉在黄酒中浸透一昼夜,取出,用炒面包裹"和"加三种毒的对治药鹫肉1份,去毒炮制法按师传口述进行"。剥去蛇皮,用薄绸包裹,水银(热制)及麝香研末,在黄酒中浸泡一昼夜,次日丢弃浸泡液,撕成块状(切断),用净水洗净,用炒面包裹,加一撮鹫肉。禽类肉去毒炮制:在《十万拳》中有云:"用新肉来去毒炮制禽类肉毒。"去毒炮制方法:将新屠宰的禽类肉打碎烂,用新肉包裹缝合,用文火烘干,去掉外面肉层即可。或者禽类肉加白芝麻炮制去毒。

在杨本桑(人名)医道中有云:将肉类掺和在一起捣碎浸于麝香

水中浸泡，盛入铁勺里放在热烬上快煮熟时用勺翻动熬干即可去除毒性和副作用，但这些炮制去毒法中以前述者为优。

降低肉类的副作用方法：降低海洋动物肉类副作用时加微量花椒。降低禽类肉副作用时加白硇砂、冬葵果。

降低肉类刺激性：降低海洋动物肉类刺激性时用决明子。禽类肉用手掌参降低刺激性。

如果这些海洋动物肉类同时应用时，可以一起炮制去毒。但降低肉类副作用及刺激性炮制去毒要分别完成各自的步骤。

要降低海洋动物肉类的副作用及刺激性，首先将肉与去副作用药一起搅拌用牛奶调和成糊状，之后再与降低刺激性药搅拌，加一粒红糖调和成糊状即可。禽类肉炮制去毒方法如同上述。之后海洋动物肉类与禽类肉搅拌在一起，与其他药物共研细末，搅拌制成丸剂。

所谓的"达吉德"：指的是若无雪蛙类时，亦可用水獭肉及粪替代。

所谓的"加与上述药等量的秘药置于新砂罐中与牛奶缓慢……"：指的是配制此方剂时，按气味不同进行分类炮制，与上述两种药物等量的秘药也要单独炮制。之后再放入涂黄油加热砂罐中，若疾病热盛者用牦牛奶；寒盛者用马、驴奶；赫依盛者用羊奶；巴达干、希拉偏盛者用牛奶；健康人加上述奶等量，不盖罐盖用文火慢慢煮熬，煎稠至一半，例如4升煮熬成2升时，加入与总药量等量的秘药搅拌煮成茶状，再次加异味类药、《兰塔布》本章节所述的药与白糖搅拌至冷热均匀，加秘药量一半的蜂蜜（春季新酿的蜜糖）搅拌均匀,立即将砂罐取下,温稠时再加芳香类药物及与秘药剂量的4倍野蜂蜜搅拌均匀,制成蜜丸,晚间服用,待有麻醉感时行房事,口渴时饮煮沸奶,如此才能使药效发挥到最好。

第一百三十三　滋补治法章节中的经验方

所谓的"(达格都-莫瓦)适时采集":指的是根、茎叶、果实成熟时采集的茅膏菜。

所谓的"旺拉嘎":指的是炮制去毒的手掌参。

所谓的"阿如拉、巴如拉、珠如拉":指的是去核壳的诃子、楝子、栀子,此时功效齐全。

第四章　药方含义

第一　赫依性头痛治法章节中的药方

阿魏五味丸

成分: 阿魏1钱, 干姜、黑云香各1钱, 肉豆蔻2钱, 光明盐7钱。

主治: 头赫依病。

用法及用量: 成年人每次×钱, 黎明及傍晚用羊骨汤送服。

注:"×"表明原著中未标明分量。

山柰六味散

成分: 茜草、石榴、肉豆蔻各1钱, 白豆蔻7钱, 蛇床子5分, 山柰2钱。

主治: 清头赫依病。

用法及用量: 共研细末, 成年人每次0.7~1钱, 用酒或红糖水送服。

土木香十味汤

成分: 土木香、苦参、山柰、珍珠杆各1钱, 玫瑰花、木鳖子、龙骨、头骨炭各2钱, 诃子、当药各3钱。

主治: 头赫依症, 赫依希拉性头痛, 头晕等症。

用法及用量: 共研细末, 成人每次1~1.2钱, 煎煮, 饭后温服。

阿魏八味丸

成分: 阿魏、沉香、肉豆蔻、木香、丁香各1钱, 当归5分, 小茴香7分, 黑云香7钱。

主治: 巴达干赫依合并引起的头痛。

用法及用量: 共研细末, 用羊脑调和制成黄豆大小药丸, 成人每次0.7~1钱, 赫依发时用醇酒送服。

第三　主脉赫依病治法章节中的药方

司命十一味丸

成分: 肉豆蔻、木香、金色诃子各4钱, 沉香、丁香、兔心、阿魏各5钱, 广枣6钱, 天竺黄、木棉花蕊各3钱, 白云香2钱。

主治: 心、主脉、乳腺腋窝部刺痛, 赫依哑结, 精神病等。

用法及用量: 共研细末, 用面糊调和制成黄豆大小药丸, 成人每次11~13粒, 用羊肉汤或白开水送服。

槟榔十三味丸

成分: 槟榔、肉豆蔻、广枣、当归、荜茇子各2两, 丁香8钱, 沉香2两, 干姜、荜茇、胡椒各7钱, 草乌 (制) 4两, 木香6钱, 紫脑砂5钱, 加除野牦牛脂, 猪、狗心以外的其他动物心2两配伍组成。

主治: 赫依性刺痛, 尤其对主脉赫依病、心颤有良效。

用法及用量: 共研细末, 用红糖汁调和制成黄豆大小药丸, 根据年龄及体力每次5~7粒, 用三骨或四骨滋养汤送服。

1. 石榴八味散

成分: 石榴5钱, 肉桂、白豆蔻各1钱, 荜茇3钱, 干姜4钱, 肉豆蔻、红花、草果各1钱。

主治: 镇胃、肝、胸部巴达干及心痞症。

用法及用量: 共研细末, 成人每次0.7~1钱, 用白开水送服。

2. 石榴八味散

成分: 石榴、肉桂、白豆蔻、肉豆蔻、阿魏、干姜、紫脑砂各1钱, 荜茇3钱。

主治: 祛心巴达干赫依及寒症。

用法及用量: 共研细末, 成人每次0.7~1钱, 用白开水送服。

诃子十四味散

成分: 诃子十四味散按医典之道标准限量配制时, 加种公牛及鹦鹉心各1钱配合组成。

第四 赫依性狼头症治法章节中的药方

云凤十五味丸

成分:《四部医典·后序本》方中白云香十味散和五凤丸配合, 重复的药减去一份, 加黑云香和儿茶配合而成。

主治: 协日乌苏病、痛风、合如乎病、巴木病、粘虫病及赫依血相搏引起的赫依性狼头症等病。

用法及用量: 共研细末, 用面糊调和制成丸剂, 成人每次9~11粒, 口服, 根据病情加阿魏、肉豆蔻、牛黄、红花、草乌芽等配伍或与水银十八味丸交替服用。

第五　喘病治法章节中的药方

秘诀沉香八味丸

成分: 沉香、阿魏、肉豆蔻、广枣、紫脑砂、白豆蔻各1两, 天仙子2两, 兔心1两。

主治: 对癫狂症、昏厥、健忘症、哮喘、赫依性佝偻症等有良效。

用法及用量: 共研细末, 用人乳调和制成黄豆大小药丸, 根据病情, 成人每次15或18或21粒, 用温开水送服。

让·沉香八味散

成分: 沉香、广枣、白檀香、紫檀香、肉豆蔻、天竺黄、红花、北沙参各等量。

主治: 赫依血相搏引起的胸背刺痛、哮喘、咳白沫痰等病。

用法及用量: 共研细末, 成人每次1~1.3钱, 用温开水送服。

沉香十五味散

成分: 由让·沉香八味散加七珍汤 (土木香四味汤和三子汤) 配

合组成沉香十五味散,亦由医典沉香八味散加七珍汤组合法,此时因诃子重入两份,弃去诃子一份加紫檀香使用。

主治:赫依血相搏引起的身体僵硬,空虚紊乱,咳白沫痰,粘、热、赫依三者相搏及山滩际赫依热、心热症、心赫依症。

沉香十九味散

成分:土木香、苦参、山奈、珍珠杆、诃子、广枣、胡黄连、木棉花蕊各1钱2分,三种沉香、毛连菜各2钱5分,木香、旋覆花、丁香、肉豆蔻、马钱子各2钱,栀子8钱,川楝子1钱4分。

主治:赫依血相搏引起的喘症及胸刺痛。

用法及用量:共研细末,成人每次1钱,用白开水或赫依偏盛者用新酿酒送之,血偏盛者用毛连菜汤送之。

沉香三十五味散

成分:三种沉香、木香、北沙参各1钱,六良药、三子、地格达、巴沙嘎、广枣各4分,石榴1钱,胡黄连5钱,旋覆花、蓝刺头、毛连菜、草乌、麝香、兔心、黑云香、白云香、木棉花蕊、马钱子、山奈、土木香、苦参、珍珠杆各1钱,二檀香各5钱。

主治:调理赫依、热、粘三者相搏引起的病症及主治山滩界赫依热,阵咳,咳痰不利,喘症,合如乎病,睾丸肿,心赫依热症。此方对诊断各种不明喘症都可通用,均有效。

用法及用量:共研细末,成人每次1~1.2钱,根据病情用白酒、黄油、羊肉汤或开水送服。

第六　希拉病治法章节中的药方

木鳖子三味丸（战胜丸）

成分：玫瑰花5钱，木鳖子1钱，诃子5钱。

此方是治疗希拉病的常用药，在医书中虽有这样配伍之述，但临床应用中三种药各等量配合组成亦可。

主治：为治疗希拉病之良方。

用法及用量：共研细末，成人每次0.7~1钱，用白糖水送服。

藜芦十味散

成分：藜芦（去皮茎）2钱4分，狼毒（母牛溲浸煎）1钱2分，巴豆（炮制）1钱，长喙诃子5分，硼砂1钱4分，木鳖子、查干泵嘎各2分，水银（制）1钱2分，当药1钱2分，京大戟1分。

主治：断除希拉病，尤其是泻除腑希拉之良方。

用法及用量：共研细末，制成黄豆粒大小的水丸，根据病人年龄和体质情况服用7或9或11粒。其药引及善后处理详见《四部医典·后序本》。

查干泵嘎十三味散

成分：止泻子或连翘1两，查干泵嘎1两，地格达1两，山苦荬、金腰草、吉勒泽、巴沙嘎、黄柏各5钱，木鳖子、牛黄、角茴香各8钱，红花7钱，黄连4钱。

主治: 抑热性希拉。

用法及用量: 共研细末, 成人每次0.7~1钱。以本方为基础方, 疫疬加漏芦花、角茴香各1两, 血增盛加巴沙嘎5钱、石斛1两, 胃希拉加香青兰、五灵脂各1两, 肠希拉加止泻木、木通各1两, 用各自的药引送服可获满意效果, 特别对希拉病加用拳参1钱、草乌芽2两更可获良效。

黑冰片十味散

成分: 石榴3钱1分, 肉桂9分, 止泻子或连翘(叶和籽混合)1钱1分, 白豆蔻3钱, 荜茇、光明盐各2钱, 木鳖子、熊胆各5钱, 金色诃子1钱4分, 黑冰片1两。

主治: 巴达干希拉合并症、不消化病、巴达干性痞等其他病合并的希拉病, 特别是对寒性希拉病更有效。

用法及用量: 共研细末, 成人每次1~1.2钱, 用温开水送服。

金色诃子五味散

成分: 金色诃子1两2钱2分, 石榴3钱3分, 木鳖子1钱4分, 五灵脂3钱7分, 黑冰片1两3钱。

主治: 胃肠赫依、希拉病, 不消化病, 目黄等病。

用法及用量: 共研细末, 成人每次1钱, 用温开水送服。

金色诃子七味散

成分: 金色诃子5钱, 石榴3钱, 肉桂9分, 栀子2钱7分, 山豆根1钱, 沙棘2钱3分, 黑冰片4钱9分。

主治: 寒性希拉病。

用法及用量: 共研细末, 成人每次0.8~1钱, 用红糖为引药, 温开水送服。

第七 巴达干病治法章节中的药方

安祥石榴十七味散（德吉德牛姆丹）

成分: 方解石、寒水石混合2两, 天竺黄、硼砂各1钱8分, 红花、丁香、莱菔（煅灰存性）各1钱, 肉豆蔻、白豆蔻、胡椒各5分, 草果1钱5分, 荜茇6分, 干姜1分, 冬青叶1钱6分, 炉甘石6钱, 肉桂8分。（方名十七味药, 实际十六味药, 为尊重原著, 保持原貌）

主治: 巴达干合并症、聚合症等一切巴达干病中的外体疾病如蛇脱皮, 对内脏疾病如日出霜消般治愈之。

用法及用量: 共研细末, 成人每次1钱, 用温开水送服。对巴达干合并症、聚合症, 咽部阻塞巴达干, 火衰巴达干等疾病以石榴替寒水石, 用鲜嫩莱菔和脏腑各自的君药为引服用。

石榴十三味散

成分: 石榴2两, 干姜、雕粪、鹫粪（煅炭）各2钱, 肉桂、荜茇、信筒子各1钱, 白硇砂、蛇床子、大托叶云实各3钱, 铁线莲、辣椒各4钱, 胡椒1钱。

主治: 不消化病, 胸口铁垢巴达干病, 火衰巴达干病等自位型巴达干病, 是断除一切巴达干病的唯一方剂, 尤其是开胃, 调理胃火。

用法及用量: 共研细末, 成人每次0.7~1钱, 用温开水送服。

安祥石榴十六味散（色布如昆丹德吉德）

成分：石榴5钱8分，肉桂、白豆蔻各1钱，荜茇9分，蜂蜜、红花、巴沙嘎、漏芦花、栀子各4分，菥蓂子1钱1分，当药、五灵脂各5分，芫荽子、胡黄连、花苜蓿各2分，香青兰、螃蟹各8分，白糖1钱4分。（方名十六味药，实际十八味药，为尊重原著，保持原貌）

功能及主治：本方具有调补胃火、增加食欲、助消化、开胃、增强体质之功效。主治不消化病、浮肿、肝渗漏型水臌症，清除一切痞症等。对巴达干病和肾病效果尤佳。

用法及用量：共研细末，成人每次1~1.2钱。对宝如增盛时用木香为药引，宝如扩散时用猪精华（猪血），需增补体力用寒水石为引，楚苏病加一掬沙棘膏。如此应用疗效更佳。

第八　巴达干宝如病及聚合症治法章节中的药方

寒水石二十五味散

成分：六良药（天竺黄、红花、丁香、肉豆蔻、白豆蔻、草果）、土木香、芫荽子、沙棘、三子（诃子、楝子、栀子）、石榴、三种木香（土木香、木香、川木香）、五灵脂、柿子、地格达、关木通、巴沙嘎、光明盐、山奈、绿绒蒿、寒水石。以上成分以寒水石为主，按寒性药各2钱，热性药各1钱配伍。

主治：是断除巴达干、希拉及宝如病的通治方。

用法及用量：共研细末，成人1~1.2钱，用温开水送服。热盛者加用檀香、牛黄，用温开水送服。

寒水石二十一味散

成分：寒水石、石榴、沙棘、五灵脂各1两，白豆蔻、荜茇、木鳖子、牛黄、地格达各5钱，止泻子或连翘、香青兰、土木香各3钱，芫荽子、绿绒蒿、巴沙嘎各4钱，柿子、木香、紫檀香各8钱，查干泵嘎、诃子、栀子各7钱。

主治：是胸部灼热、吐酸水或紫草茸汁样物、胃肝及胸背彻痛、关节痛、血希拉性胃病及胸刺痛、宝如增盛及隐伏症、宝如紊乱症及宝如病自位和他位侵入及陈旧等聚合病症等一切宝如病的唯一方。

用法及用量：共研细末，成人每次1~1.2钱，用温开水送服。

牛黄十八味散

成分：牛黄4钱，红花5钱，白檀香1钱1分，地格达、兔心各5分，丹参、木香各2钱，绿绒蒿、土木香、香青兰各1钱，芫荽子1钱8分，五灵脂3钱7分，巴沙嘎1钱6分，木鳖子1分，沉香2分，栀子1钱7分，天竺黄2钱9分，紫檀香8分。

主治：对肝血、宝如巴达干增盛症最有效。

用法及用量：共研细末，成人每次1钱，用温开水送服。

月光晶珠散（达西勒朱日瓦）

成分：寒水石（去毒，研末，与犏牛奶搅拌，在阴凉处晾干）2两3钱6分，白檀香、草果、熊胆、巴沙嘎各6分，天竺黄1钱7分，紫檀香、藏红花、麝香各2分, 丁香5分, 肉豆蔻、白豆蔻、香青兰各9分, 止泻子或连翘1钱5分, 木鳖子、栀子各1钱, 荜茇、蒲公英、硫黄、胡黄连各8分, 查干泵嘎、马先蒿各1钱2分, 地格达4分, 金色诃子1钱6分, 牛黄、木香各1钱4分, 石榴9钱5分, 五灵脂 (制) 1钱8分, 铁屑 (制) 3钱4分, 炉甘石8钱, 酸模2钱2分, 牛胛骨灰2钱2分、人中黄 (煅灰) 4钱, 水银 (制) 8钱8分, 绿绒蒿1钱5分, 马钱子1钱1分, 土木香2钱4分, 白糖4钱5分。

主治: 对合并症及聚合病症有良效。

用法及用量: 共研细末, 制成黄豆大小药丸, 成人每次7~9粒, 用温开水送服。

唐钦二十五味汤 (二十五红花汤)

成分: 藏红花7钱9分, 川楝子、当药、胡黄连、吉勒泽、查干泵嘎、芜荽子、水柏枝、乌奴龙胆、绿绒蒿、香青兰各2钱, 土木香、巴沙嘎、角茴香、川木香各1钱, 柿子7钱, 猪血8钱, 贯众6钱, 紫菀花1钱4分, 白豆蔻3钱 (中毒症加苏咪), 五灵脂、诃子各5钱, 栀子、木鳖子各3钱, 石榴6钱。

主治: 具有解毒、收敛陈旧性宝如热扩散, 调理体素和寒热, 开胃, 祛除巴达干、希拉, 抑制赫依增生之功效。

用法及用量: 共研细末, 成人每次1钱。此方常为汤剂, 亦可制成散、丸剂使用。

止血红花八味散

成分: 熊胆、藏红花各1两, 银朱、木鳖子、石斛各5钱, 地锦草、紫檀香各7钱, 黄豆花8钱。

主治: 宝如上下渗漏出血, 外伤出血, 鼻衄等各种出血症的止血秘诀方。

用法及用量: 共研细末, 成人每次0.7~1钱, 用温开水或雪水送服。对下结宝如另加丹参、五味子、翠雀花等服用, 呕吐者灸天突穴, 腹泻者灸脐下穴。镇逆法为呕吐时泻下之, 腹泻时引吐之。

木香六味散

成分: 木香、巴沙嘎、栀子、石榴、白豆蔻、荜茇。热性病症加前三味药量, 寒性病症加后三味药量组方。

主治: 宝如寒热兼杂期病症, 痧症, 嗳气, 呕吐, 胃痛等病症。

用法及用量: 共研细末, 成人每次1钱, 饭前用温开水送服。

第九 不消化症治法章节中的药方

鹫粪十味散

成分: 万年灰 (烈制)、寒水石 (烈制)、雕粪 (制)、秃鹫粪 (制)、干姜、荜茇各5钱, 毛茛、芹叶铁线莲、石龙芮各4钱, 肉桂1钱。

主治: 是不消化病及胃病症的总方。

用法及用量: 共研细末, 成人每次0.7~1钱, 用温开水送服。

白 丸

成分: 万年灰 (制) 2两、山奈、沙棘、荜茇、紫硇砂各1钱。

主治：调补胃火，化未消，破胸口痞症，除铁垢巴达干，浮肿、水肿及水臌症和寒性虫痧病症。

用法及用量：共研细末，成人每次1钱，用开水送服。

察拉布如沙拉（硼砂神奇泻方）

成分：硼砂（制）1钱8分，五味子4分，藜芦5分，光明盐6分，荜茇、沙棘各3分，乌梢蛇肉2分，碱花2钱。

主治：对希拉病、宝如病、痞症、内痈疾等具有下泻清除作用。

用法及用量：共研细末，用面糊调和制成黄豆大小药丸，依患者年龄、体质情况，每次5或7或9粒，用温开水送服。其使用方法详见《四部医典·后序本》。

第十　痞症治法章节中的药方

黑冰片八味散

成分：人中黄、野猪粪（煅炭存性）各5钱，硼砂、熊胆、石榴各3钱，当药、莲座虎耳草各1.5钱，止泻子或连翘5钱，贝齿灰8钱。（方名八味药，实际九味药，为尊重原著，保持原貌）

主治：消除胆及希拉痞症。

用法及用量：共研细末，成人每次0.7~1钱，用温开水送服。

第十一 浮肿病治法章节中的药方

铁屑十三味散

成分: 香青兰、辣椒各5钱, 荜茇6钱, 齿缘草4钱, 白云香3钱, 信筒子7钱, 塔黄8钱, 川楝子(去核)9粒, 诃子(带核)9粒, 拳参6钱, 冬葵果、铁屑(制)各2两, 石榴1两。

主治: 浮肿病症。

用法及用量: 共研细末, 成人每次0.7~1钱, 用温开水送服。

第十三 水臌病治法章节中的药方

德吉德楚朱日

成分: 天竺黄4钱6分, 尼泊尔红花2钱3分, 丁香2分, 绿绒蒿1钱6分, 石榴1钱, 肉桂1钱1分, 荜茇3钱3分, 葡萄3钱8分, 甘草6分, 白糖2钱8分, 蒺藜3钱8分, 冬葵果3钱2分, 海金沙3钱7分, 螃蟹2钱6分。

主治: 水肿, 特别是各种病症晚期水肿, 且有调补胃火、通利水道的作用, 是对小便不利出现热症时可使热转寒的关键方。

用法及用量: 共研细末, 成人每次0.8~1钱, 依病情用适当药引送服。

红花消肿七味散

成分: 红花8分, 香青兰1钱6分, 绿绒蒿1钱3分, 木鳖子8分, 查干泵嘎1钱4分, 巴沙嘎5分, 栀子1钱9分。

主治: 对涸水肿、水肿热转寒有特效。

用法及用量: 共研细末, 成人每次0.8~1钱, 用温开水送服。或依病情尿呈绿色者加荜茇、沉香, 呈黄色者加吉勒泽、止泻子或连翘、木香、照山白, 浮肿扩散于肤肌间则加冬葵果、芫荽子投用后再用六味百合汤为药引送服。热偏盛者可长期服用。

冬葵果十六味散

成人: 不丹黄芪3钱, 香青兰、塔黄各1钱9分, 水柏枝1钱7分, 干姜、胡椒各4分, 荜茇7分, 诃子2钱, 川楝子1钱, 栀子8分, 辣椒4分, 信筒子3分, 拳参5分, 铁屑(制)1钱5分, 白云香6分, 冬葵果2钱。

主治: 补养胃火, 利尿消肿, 是寒热水臌症的主方药。

用法及用量: 共研细末, 成人每次0.7~1钱, 服用。若寒盛则以三热药为主, 热盛则以三子为主配方为佳。

塔黄二十五味散

成分: 塔黄7钱, 不丹黄芪、香青兰、尼泊尔红花、蜗牛壳、芫荽子、大托叶云实、天竺黄、北沙参、秘药(长毛风毛菊)各4钱, 水金凤、宽苞棘豆、栀子、蒺藜、白豆蔻、甘草、绿绒蒿、秘药(山野豌豆)各3钱, 冬葵果、螃蟹、海金沙、石榴、秘药(黑蕊虎耳草)各5钱, 荜茇6钱, 铁屑(制)1分。上述味药中塔黄要6月份采摘; 哈日-萨日达玛(萨日得那格)要山阴面生长的, 并在成熟前采摘; 香青兰要朝北生长, 花盛开前(5月份)采摘后, 在阴凉处晒干; 水金凤在6月份采摘; 宽苞棘豆要夏至前采摘。

主治: 热寒兼杂之水肿病。

用法及用量: 共研细末, 成人每次1钱, 用温开水送服。

拉木西·察尼木-13 (拉木西秘方)

成分:"茫霍"(石榴)、"别达亚"(齿缘草或长毛风毛菊)、"赫依哈瓦"(香青兰)、"似蚁身"(荜茇)、"无华硫黄"(萨日得木格)、"嘎尼亚杜"(肉桂)、"热药之王"(辣椒)、"有锉纹"(白豆蔻)、"蓝宝"(铁屑)、"燥血"(栀子)、"嘎嘎如"(螃蟹)、"入脉"(甘草)、"水药"(冬葵果), 等量配伍。长毛风毛菊在八月份采收, 萨日得木格在秋季采收, 哈日-萨日达玛在夏至前采收, 香青兰在五月份采收。

主治: 浮肿, 水肿, 渗漏型水臌, 寒热型及聚合性水臌病。

用法及用量: 共研细末, 成人每次1钱, 依患者年龄和体质酌情加减服用。

第十五 一般热症治法章节中的药方

白色汤

成分: 土木香、苦参各1两, 珍珠杆6钱, 山奈2钱5分。

主治: 促使未成熟热及疫热成熟, 清除白痹及宝如巴达干、空虚热、血刺痛等, 并具有抑热、平息巴达干赫依之功效。

用法及用量: 共研细末, 制成汤剂, 成人每次1~2钱服用。依病情药量酌情加减, 如赫依盛则加珍珠杆之量, 希拉盛则加土木香之量, 巴达干盛则加山奈之量, 疫热引起寒战者则加大苦参量和山奈如捂指大小量。

大希拉十三味散

成分: 白檀香2钱1分, 牛黄、天竺黄各3钱2分, 藏红花1钱2分, 五灵脂、草乌各3钱8分, 查干泵嘎2钱2分, 麝香9分, 黑云香1钱6分, 硬毛棘豆1钱9分, 草乌芽(花叶混合)1钱1分,(平息用)藁本7钱4分,(峻治用)狼毒7钱4分。

主治: 对"三黑"合并疫症, 目黄, 昏厥, 疫致血希拉入脉等一切粘类疾病有佳效。尤其粘病, 粘热合并致成熟及未成熟热, 病势危重的未知病等有奇效。

用法及用量: 共研细末, 成人每次0.7~1钱, 用白糖水送服。

小希拉剂

成分: 牛黄、查干泵嘎、草乌芽各4钱, 天竺黄7钱, 红花2钱, 麝香9分, 黑云香1钱, 五灵脂5钱4分。

本方主治、用法及用量与大希拉剂相同。

秘诀清凉散

成分: 白檀香、查干泵嘎(花、根混合)各1钱4分, 紫檀香、沉香(沉香、山沉香混合)各8分, 牛黄、诃子各1钱5分, 绿绒蒿2钱5分, 木鳖子2钱, 白豆蔻、天竺黄各1钱, 草果、丁香、莲座虎耳草各5钱, 红花、肉豆蔻各7钱, 炉甘石3钱1分, 麝香、荜茇各4分, 止泻子或连翘1钱3分, 栀子1钱6分, 木香2钱1分, 石榴1钱8分, 寒水石5钱。

主治: 对疫热入脉, 肝脾瘀血, 毒热、宝如病等热盛之合并症、聚合性病症均有特效, 特别对巴达干热病效果更佳, 因此此方主要用于热病后期。

用法及用量: 共研细末, 成人每次0.8~1钱, 用温开水送服。

第十九　增生热治法章节中的药方

勒布楚朱日瓦 (药到病除散)

成分: 草乌叶3钱8分, 查干泵嘎3钱6分, 麝香7分。

主治: 对咽喉堵塞, 粘刺痛, 疫热, 天花, 肠刺痛, 黑白亚玛病等内外病症有特效。

用法及用量: 共研细末, 成人每次5或7或9粒, 用温开水送服。

漏芦花十二味散

成分: 漏芦花1钱9分, 查干泵嘎、多叶棘豆各1钱3分, 角茴香1钱4分, 草乌叶 (叶、花混合) 4钱, 天竺黄、白檀香各1钱, 五灵脂、麝香、黑云香各1钱2分, 红花2钱, 牛黄8分。

主治: 断除一切粘热, 特别是对重症疫病的对治药。

用法及用量: 共研细末, 成人每次0.8~1钱, 用温开水送服。

腾索九味散

成分: 草乌芽 (夏初嫩苗四横指时采集) 7钱4分, 白檀香1钱4分, 牛黄、红花各1钱5分, 天竺黄4钱6分, 五灵脂3钱6分, 多叶棘豆2钱1

分, 麝香4分, 黑云香2钱5分。此方亦称兴朱德九味散。

主治: 粘热, 疫热, 骚热, 咽喉肿痛, 头痛等。

用法及用量: 共研细末, 成人每次0.8~1钱, 用温开水送服。

冰片二十五味散

成分: 冰片6分, 天竺黄2钱, 藏红花7分, 丁香8分, 肉豆蔻、石斛、栀子各1钱2分, 白豆蔻、草果各1钱7分, 沉香、木通、花苜蓿、川楝子各1钱, 紫檀香、穿山甲各1钱3分, 白檀香、木香、苣胜子、肉桂、诃子各1钱8分, 绿绒蒿1钱1分, 木棉花蕊、木棉花瓣各2钱3分, 缬草1钱6分, 石花2钱8分, 另加冰糖4钱5分。

主治: 脏腑新旧热症和扩散于肉、皮、脉、骨之热, 伤热、骚热、疫热、毒热等一切热病、痛风、痹病、丹毒、内痈脓血, 尤其能根除扩散热、陈旧性热病。

第二十四 伤热治法章节中的药方

清肺十三味散

成分: 漏芦花3钱, 木通3分, 诃子、木香、土木香各1钱3分, 川楝子、栀子各1钱6分, 天竺黄1钱4分, 北沙参1钱, 拳参2钱1分, 茜草4分, 紫草茸5分, 紫草7分。

主治: 对伤热有佳效, 另外对骚热、陈热热邪遗留于肺、慢性咳嗽、咯黑红色痰、感冒后期都有良效。

用法及用量: 共研细末, 成人每次0.8~1钱, 用白糖温开水送服。

第二十五　骚热治法章节中的药方

骚血普清散

成分：寒水石1两7钱5分，紫草7钱，土木香2钱6分，巴沙嘎3钱，牛黄2钱2分，栀子9钱，天竺黄2钱8分，甘草1钱。

主治：清骚热，对不宜放血之血热病起到如同放血治疗的效果。

用法及用量：共研细末，成人每次0.8~1钱，用温开水送服。

第二十六　温疫治法章节中的药方

九黑丸

成分：麝香1钱，黑云香、阿魏、石菖蒲、草乌、雄黄、牛黄、红花、独头蒜各2钱。

主治：粘疫，预防瘟疫传染等。

用法及用量：共研细末，制成黄豆大小丸，成人每次5或7或9粒，用温开水送服。也可以用本方烟熏，涂擦和佩戴治疗。

藁本二十九味丸

成分：藁本、黑冰片、草乌、草乌芽、草乌叶各1两，铁杆蒿浸膏、山豆根、莲座虎耳草、白檀香、牛黄、天竺黄、拳参、齿缘草、五灵脂、角茴香、查干泵嘎（根、叶混合）、黑云香、多叶棘豆、沉香、旋覆花、细辛、木鳖子、蓝刺头各5钱，红花1钱2分，囊吾、菖蒲、硫黄各2钱1分，野牦牛心、麝香各1钱，丁香2钱。

主治：时疫，肠刺痛，白喉，炭疽，天花，胆汁窜脉，粘性急刺痛，三黑合病及难以治疗之粘症，对迅速夺去众生生命的病势大粘病及粘、热、赫依相搏的各种疾病的扩散起遏制作用；若已扩散也可起到收敛、杀灭作用。除了小儿、老人、正精耗竭者之外，服用此方无任何药物反应之弊病。

用法及用量：共研细末，制成丸剂，成人每次5或7或9粒，用苦参汤或温开水送服。

齿缘草十味汤

成分：齿缘草1两，木鳖子7钱，拳参、角茴香各6钱，诃子9钱（此方谓之五味齿缘草散），草乌芽1钱6分，漏芦花8钱，查干泵嘎7钱，麝香8分，黑云香5钱。

主治：是时疫、瘟疫等一切瘟病的通方。

用法及用量：共研细末，成人每次0.8~1钱，用温开水送服。

北紫堇七味散

成分：北紫堇、草乌芽各1两，查干泵嘎、多叶棘豆、牛黄各5钱，麝香、黑云香各3钱。

主治：希拉性疫病。

用法及用量：共研细末，成人每次0.8~1钱，用白糖水送服。

十三味峻泻丸

成分: 铁棒锤2钱4分, 麝香、天竺黄各4分, 黑云香1分, 橐吾4钱, 瑞香狼毒5钱, 菖蒲1钱7分, 酸模、狼毒各5钱4分, 藜芦6钱, 牛黄、红花各5分, 诃子1钱8分。

主治: 一般热症、粘疫症, 尤其泻除各种疫病。

用法及用量: 共研细末, 用童尿泛丸如鼠粪大小, 成人每次0.7~1钱, 用温开水送服。

第二十七　天花治法章节中的药方

炉甘石十六味丸

成分: 炉甘石、纤维石、天竺黄各1两, 巴勒扎布 (代赭石、硅镁石混合)、寒水石各1两5钱, 红花、硼砂各8钱, 丁香、草果、诃子各7钱, 白豆蔻、肉豆蔻各6钱, 银珠、麝香各5钱, 草乌叶2两, 水银 (热制) 1两配制。此方也称之北藏医派 (伦丁) 石精药混合制成的十六味炉甘石丸。

主治: 清除脏腑热症, 使内陷的黑白痘疮 (天花) 透发。具有燥协日乌苏, 收敛和诛杀毒热的作用。

用法及用量: 共研细末, 制成小丸, 成人每次0.7~1钱, 用黑冰片汤送服。出现黑红色痘疹, 在此方上加冰片, 中午服精药散, 夜晚服用十六味炉甘石丸, 早晚酌情内服犀皮散剂。

犀皮散

成分：犀牛皮、象皮、硫黄、黑冰片、花椒枝茎、秘药各4钱，萨日得那格8钱，铁杆蒿浸膏3钱。

主治：使内陷黑、白疹痘疮透发的良药。

用法及用量：共研细末，用温开水送服。

第二十八　麻疹治法章节中的药方

七雄丸

成分：诃子9钱3分，木香2钱9分，石菖蒲1钱5分，草乌2钱，黑云香7分，牛黄1钱4分，麝香7分。

主治：具有透疹，祛疹热作用。

用法及用量：共研细末，制成丸剂，成人每次5或7或9粒，用温开水送服。

十三味雄丸

成分：草乌1两2钱，麝香1钱5分，菖蒲2钱，木香4钱3分，诃子9钱8分，硬毛棘豆1钱7分，黑云香2钱，水银（热制）5钱7分，硫黄3钱，吉勒泽（花、叶混用）2钱2分，胡黄连2钱4分，牛黄3钱8分，漏芦花（根、叶混用）4钱4分。

主治：巴达干合并的麻疹，饮食护理不当致使疹毒内陷时使其透发、咽喉堵塞、咳嗽频作、肠刺痛及腹泻、眼翳等。

用法及用量: 共研细末, 用面糊调和制成黄豆大小药丸, 成人每次5~7粒, 咽喉灼痛用青蒿汤做药引送服, 其他用开水送服, 合并其他病症时加用各自对治药。

诃子十一味散

成分: 诃子8钱5分, 草乌芽7钱, 漏芦花5钱5分, 麝香1钱7分, 天竺黄7钱2分, 藏红花1钱8分, 白檀香、牛黄各2钱5分, 北沙参4钱, 五灵脂1两2钱, 止泻子3钱5分。

主治: 清楚苏、希拉合并的黑麻疹热。

用法及用量: 共研细末, 成人每次1钱, 用温开水送服。

第二十九　疫感冒治法章节中的药方

苦参七味汤

成分: 苦参11两, 诃子、栀子、川楝子各4两, 地格达(当药、莲座虎耳草各一半)7两, 土木香4两, 胡黄连2两5钱。

主治: 促使热病成熟、发汗、收敛, 击杀热邪。

用法及用量: 共研细末, 制成汤剂, 成人每次1钱煎汤温服。

殊胜制感冒巴特日十四味散

成分: 草乌芽、牛黄各3两, 麝香2钱, 黑云香2两, 天竺黄1两, 尼泊尔红花5钱, 查干泵嘎、五灵脂、多叶棘豆、漏芦花各2两, 块根糙苏5钱, 白檀香1两, 二秘药(贝母花, 葶苈子)适量。

主治：通治粘疫热引起的一切疾病，尤其是根除各种疫感冒。

用法及用量：共研细末，成人每次1钱，用温开水送服。咳痰不利者加沙棘、木香；咽喉灼痛者加《四部医典·后序本》方中六味丁香散；咳嗽频作，加用北沙参、茵陈；头痛者加用拳参、独活；合并亚玛病者加用泡囊草、信筒子。

呼和嘎日迪九味丸（青鹏九味丸）

成分：草乌芽（根、叶混用）5钱2分，诃子、漏芦花各9钱，黑云香1钱7分，土木香1两3钱，胡黄连2钱7分，拳参3钱7分，北沙参1钱6分，硬毛棘豆3钱4分。

主治：疫热、骚热、粘热等，尤其是疫热降于喉效如甘露。

用法及用量：共研细末，用面糊调和制成黄豆大小丸剂，成人每次5~7粒，用温开水送服。

丁香十六味丸

成分：丁香、天竺黄、玉簪花、葶苈子、漏芦花、草乌叶各1钱，木香、诃子、青蒿、茵陈、北沙参、沙棘各1钱，麝香5分，黑云香7分，黄柏、甘草各1钱5分。

主治：喉、肺感冒。

用法及用量：共研细末，制成丸剂，成人每次11~13粒，用温开水送服。咽喉灼痛者宜含服。

查干泵嘎六味汤

成分：查干泵嘎、玉簪花、甘草各2分，天竺黄1钱1分，芫荽子7分，早发格（旧砖）8钱4分，白糖5分。

主治：对咽喉干灼、声音嘶哑、口干有良效。

用法及用量：共研细末，制成汤剂，成人每次1钱煎服。

白花龙胆十五味散

成分：白花龙胆3钱，沉香、甘草各8分，广枣、肉豆蔻各1钱，白檀香×分，天竺黄、川楝子各1钱5分，北沙参、栀子、苦参各1钱，金色诃子1钱2分，木香1钱2分，巴沙嘎1钱3分，丁香6分。

主治：疫感冒热引起的咽喉肿痛，胸满气喘，巴达干赫依寒积聚胸部剧烈刺痛，尤其是消除巴达干热。

用法及用量：共研细末，成人每次1钱，用温开水或糖水送服。

注："×"表明原著中未标明分量。

第三十一　白喉治法章节中的药方

三花散

成分：吉勒泽、漏芦花、青蒿各5钱。

主治：白喉，炭疽。

用法及用量：共研细末，成人每次1钱，用开水送服或依病情可加用多叶棘豆7钱，草乌芽1两，诃子、菖蒲各5钱，共研细末，每次取一分装入竹筒,压住舌头,适量吹到喉部。

广效丸

成分: 泡囊草3钱7分, 拉日哈 (羊血) 3钱, 茜草4钱。

主治: 白喉, 炭疽。

用法及用量: 共研细末, 成人每次1钱, 用温开水送服。

第三十二　粘性急刺痛治法章节中的药方

哈拉介德布 (粘病泻剂)

成分: 藁本、旋覆花各2钱, 麝香3分, 硫黄1钱, 黑云香、黄矾各2钱, 菖蒲9分, 草乌、狼毒各3钱, 雄黄8分, 长喙诃子2钱6分, 黑矾1钱3分, 姜黄2钱1分。

主治: 本方是粘热病的通泻方, 特别是对粘性急刺痛疾病有佳效。

用法及用量: 共研细末, 成人每次5或7或9粒, 用五灵脂8钱2分煎汤调和泛丸如鼠兔粪粒大小, 用三根 (狼毒、藜芦、酸模) 汤送服泻下。

第三十三　胃痧症治法章节中的药方

嘎日迪十三味丸

成分: 五凤散之上加光明盐1钱8分, 荜茇1钱, 紫铆、信筒子、泡囊草各1钱5分, 黑冰片2钱, 铁杆蒿浸膏3钱7分, 秘药 (蜣螂) 8分。

主治: 消除胃痧症。

用法及用量: 共研细末, 成人每次5~7粒, 用开水或据病人年龄及体质用相应药引送服。

木香十味散

成分: 木香2钱5分, 巴沙嘎、栀子、石榴、泡囊草根、信筒子、诃子各1钱, 荜茇7钱, 白豆蔻7分, 牛黄1钱5分。

主治: 制一切痧症。

用法及用量: 共研细末, 成人每次1钱, 用开水送服。

第三十四　粘性肠刺痛治法章节中的药方

所谓的"护腑剂制作方法按师传": 指的是《哲对宁诺尔》中所云: "黑芝麻一勺用水泡, 加未腐烂的野兔脑二份, 熊胆、未腐烂的羊肠各一份, 共研细末, 搅拌内服, 可有护腑作用。"

止泻子十五味散

成分: 止泻子或连翘1钱2分, 查干泵嘎(根、叶混用)2钱8分, 拳参3钱, 木通1钱7分, 牛黄2钱8分, 天竺黄9钱6分, 藏红花3钱, 草乌叶2钱, 五灵脂5钱4分, 黑冰片1两3分, 麝香4分, 黑云香2钱1分, 木鳖子1钱4分, 荜茇2钱, 光明盐5分。

主治: 大小肠粘热及粘热引起的泄泻。

用法及用量: 共研细末, 成人每次1钱, 用温开水和大米及葫芦籽煎汤送服。

岩鹏十三味丸

成分: 五灵脂2钱3分, 麝香3分, 藏红花6分, 木香1钱, 熊胆5分, 查干泵嘎、诃子各2钱, 香青兰、石菖蒲、白豆蔻各9分, 拳参1钱4分, 草乌5钱, 黑冰片6钱。

主治: 楚苏、希拉性腑热、胃痉挛、粘虫症及粘侵胃所致的各种刺痛效如甘露。

用法及用量: 共研细末, 用面糊调和制成黄豆大小药丸, 成人每次9~12丸, 用开水或适宜药引送服。

所谓的日月散方剂中弃去蜜蜂"对混浊黏液便": 指的是用黄柏籽替代沙生槐子。

银朱十味散

成分: 银朱、丹参各7钱, 草乌芽1两, 漏芦花、查干泵嘎、止泻子或连翘、五灵脂、苦苣苔之花各1两3钱, 熊胆6钱, 麝香5钱。

主治: 清除一切脏腑热, 粘性脑刺痛、肠刺痛、急刺痛。

用法及用量: 共研细末, 成人每次1钱, 用开水送服。

所谓的"验方秘诀": 指的是黎明时腹泻、肠绞痛时, 将晨星还未消失之前的峡谷凉石及藏红花、五灵脂、黄柏浸泡水中, 取澄清液服用可使肠绞痛缓解。

第三十七 转筋粘症（霍乱）治法章节中的药方

所谓的"巴保齐格土布"指的是铁棒锤，"总药"指的是诃子，"指节"指的是菖蒲，"山精华"指的是铁杆蒿，"白色伞形"指的是藁本根。上述药加鸡冠血，共研细末，用童尿搅拌后涂于患处或内服。

第三十八 炭疽治法章节中的药方

虽然在《兰塔布》中有炭疽病是否可灸治的阐述，但需注明的是发于腋窝至手指的病症及流窜于双侧肩胛冈、足心、百会、小尖脉、囟门的病症均可灸治治疗。

第四十一 粘性黄疸治法章节中的药方

所谓的"三黑血"指的是乌鸡、黑猪、黑狗的血。

冰片二十三味威猛散

成分：白冰片（冰片）、蓝冰片（金腰草）、龙骨、头骨炭、漏芦花、旋覆花、草乌芽、蓝刺头、当药、草乌各1两，黑冰片（野猪粪炭）、紫冰片（麝香）、沉香、天竺黄、红花、牛黄、查干泵嘎、巴沙嘎、胡黄连、金色诃子各8钱，黑云香7钱，石榴、白豆蔻各5钱，其中的"白冰片"指的是冰片，"黑冰片"指的是野猪粪炭，"蓝冰片"指的是金腰草，"紫冰片"指的是麝香。

主治：对粘、热、赫依相搏，耳聋，嗜睡，谵妄等赫依性疾病皆有佳效。

用法及用量：以四倍量的白糖共研细末，据病情用雪水或白酒送服。

第四十二　内炭疽治法章节中的药方

所谓的"秘药煅炭存性"指的是泡囊草根或籽；"臣"指的是玛黑达（麝香）；"萨朱得"指的是黑硫黄或黄硫黄；"方上加少量"指的是人、狗、猪粪煅炭用铁杆蒿煎汤送服；"鸟粪六味散"指的是以尿液中煎煮待温后使用；"共研细末，用酥油泛丸，用铁杆蒿汤送服"指的是剂量按病情酌情用药，可诛灭粘虫，用此方治内炭疽可有较好疗效。

第四十三　粘卡闷治法章节中的药方

所谓的"君药"指的是诃子，"雄药"指的是铁棒锤，"白丸药"指的是白硇砂，"黑长药"指的是阴山乌头（长于山的背阴处的独株乌头），"粘乃-浩日"指的是多叶棘豆。

第四十四　独游粘治法章节中的药方

所谓的"掌形虎"指的是酸模，"泌白浆药"指的是狼毒，"风水斗士"指的是草乌。

第四十五　巴日布尔治法章节中的药方

草乌十五味涂剂（外用）

成分：草乌、拳参、多叶棘豆各1两，囊吾、飞廉、小白蒿、玉竹、五灵脂、拉拉得（山羊脑）各5钱，藁本、寒水石、沙棘、禹粮土各×钱，麝香×分等，共研细末，用青色种公马粪汁调和外用。

主治：对粘脓疮有特效。

用法：均匀涂于患处。

注："×"表明原著中未标明分量。

第四十六　腮肿治法章节中的药方

所谓的"掌形虎"指的是酸模，"人中二黄"指的是人的大小两便，"身穿蟒缎衣"指的是藜芦，"泌白浆药"指的是狼毒，"头戴海螺帽臣"指的是多叶棘豆。此剂用于泻下治疗。

第四十八　头部疾病治法章节中的药方

所谓的"甘露白丸"指的是在胃病治法章节中所述的知托洁白丸加大玫瑰花量；"与汤剂合用"指的是与土木香四味汤合用；"煅炭存性"指的是将马粪放入陶瓷缸中，用火煅至乌黑色且发亮为佳；"希莫音-罕"指的是麝香；"土之花"指的是硫黄；"蓝色宝石"指的是未炮制的水银。

第四十九　"亚玛"头虫病治法章节中的药方

广效丸（普济丸）

成分：泡囊草5钱，拉日哈（山羊血）3钱5分，紫草茸、茜草、龙骨、地格达、羊头骨炭各3钱，信筒子4钱。

主治："亚玛"头虫病、萨病、粘病，兼有赫依邪的白脉病等诊断不明的头部疾病治疗有佳效。

用法及用量：共研细末，用面糊调和制成黄豆大小丸，成人每次11~13粒，用开水送服。

第五十　眼病治法章节中的药方

明目大剂

成分：甘草、乌梢蛇各5钱，红花2钱3分，牛黄8分，巴沙嘎6分，栀子1钱3分，针铁矿、闪锌矿、海螺炭各1钱9分，朱砂、银朱各3钱，菖蒲、麝香各1分，木香、川楝子、麝香、公渡鸦胆、胡椒、通经草、木贼各3分，喜鹊胆、姜黄、铜绿各1分，鱼胆5分，牛胆、丁香、山柰各2分，硼砂2钱，荜茇、小茴香、天竺黄各4分，黄柏浸膏1钱5分，无畏诃子1钱1分，冰糖7分，文冠木浸膏、滑石各1钱2分，香青兰2钱6分等共研细末，用铁浸液调和制成药条。

主治：对于热性昏朦症，翳障等眼疾均有佳效，是驰名的大明目香。

用法及用量：共研细末，用净水或人乳浸泡后，取汁点眼，亦可研细末直接放入眼内。

明目小剂

成分：金色诃子2钱6分，红花3分，牛黄7分，丁香2分，手参、滑石各9分，针铁矿1钱4分，姜黄3钱4分，熊胆4分，朱砂6分，白硇砂1分。

主治：对眼障症、昏朦症、湿性结膜炎等眼疾均有效。

用法及用量：共研细末，用人乳调稀，滴入眼内。

明目三十三味散（明目-33）

成分：天竺黄、白豆蔻、白檀香、川楝子、益母草各1钱，藏红花、丁香、雕胆各4分，肉豆蔻衣、速香各2分，草果、麝香、熊胆各5分，狍角、羚羊角、种公牛角各7分，犀角（白色、黑色、花色犀角混用）1钱8分，铜2钱2分，巴拉扎布（钉头代赭石、肾状赤铁矿、代赭石、硅镁石混用）8钱2分，闪锌矿（制）2钱1分，炉甘石3钱4分，乌梢蛇（炮制去毒）3钱4分，东泽（纤维石、针铁矿）3钱4分，小茴香1钱6分，通经草、木贼、文冠木、铁屑各2钱，诃子肉、栀子肉各3钱，手参1钱8分，牛黄9分，纤维石2两8钱。

主治：明目，眼内障症、眼外障症，对干、湿性结膜炎引起的眼部灼痛、涩症等一切眼疾有佳效。

用法及用量：共研细末，成人每次1钱，用温开水送服。

第五十一　耳病治法章节中的药方

角蒿五味汤

成分：角蒿籽5钱，麝香、莱菔、木香各3钱，大蒜（独头蒜）4钱。

主治：对耳聋、耳内化脓流黄水均有效。

用法及用量：将药物注入耳内，用棉团堵住耳孔。

孔雀翎炭五味散

成分：道恩塔拉（孔雀翎炭）、木香各5钱，山奈、红花各4钱，白硇砂3钱。

主治：用于耳聋、耳刺痛。

用法及用量：共研细末，成人每次0.7~1钱，用温开水或适当的药引送服。

第五十二　鼻病治法章节中的药方

所谓的"鼻泻治疗前的准备"：指的是三日前将药油涂抹于鼻腔

内壁,按照《兰塔布》所述取一虎口(张开的拇指与食指两端间的距离)长的空竹,一端插入鼻腔内约一横指,用物施熏;其后,将等量配制的鼻药碱花八味散,共研细末,用净水调和,滴入鼻腔。

所谓的"鼻泻剂":指的是《单传教诫》方中的斑蝥五味泻鼻剂。具体泻前准备是:首先油涂头部,后取斑蝥五味方加大方中的斑蝥量,其余四味药各等量,共研细末,用枇杷叶煎汁调稀,温滴每次5~7滴后,用面团堵住鼻孔,休息片刻后坐起,滴鼻时头枕于低仰卧位,用嘴呼吸。鼻部有热痒感觉,流出许多清涕、黄水及血等是排出病源的好迹象。如果出现鼻衄,用熊胆、藁本根、锦煅灰调泥做成药栓塞鼻,并于头和上体喷激凉水,用凉石子罨敷额头。

所谓的"用各自的对治药施治":指的是前述的以斑蝥五味散为基础方,若疫感冒日久不愈浸润鼻翼时加查干泵嘎、香附;感冒扩散时加旱獭胆、天竺黄;后期用马粪挤汁加白糖、黄油滴鼻。

所谓的"香附及白云香":指的是香附及白云香与新黄油燃烟熏鼻。

所谓的"止鼻衄的后四味药汁":指的是吉勒泽、地锦草、巴沙嘎、紫草四味药汁。

所谓的"东热乐":指的是被认定的小白蒿;"'贝吉'贤人的止血药":指的是精华膏剂(《四部医典·后序本》)加人造朱砂、蓝花棘豆各7钱,地锦草、熊胆各1两配制而成。

第五十四　牙病治法章节中的药方

阿魏十三味丸

成分: 阿魏、红花、金色诃子、紫铆各5钱, 信筒子7钱, 泡囊草1两, 麝香、木香各4钱, 铁杆蒿根8钱, 马蔺子、草乌芽、草乌各6钱, 鹿脂2两。

主治: 热、寒性齿龋病。此方称之为北藏医派(伦丁)创制的阿魏十三味丸。

用法: 共研细末, 用鹿脂2两调和制成丸药, 置于龋齿上或咬于龋齿间, 但药汁必须外吐。要根除牙病余症, 可用寒水石、阿魏、槟榔、黑云香、麝香、兔心、羊眼球、银露梅、齿缘草、儿茶等, 共研细末, 用白酒调和备用, 病人取平卧位, 张口, 将药物搽涂于牙脉处。也有此方加诃子肉、熊胆、草乌等配伍应用的经验方。

固齿可用寒水石(煅制)、白色绵羊眼球、槟榔、麝香、阿魏、紫草茸、象肉、鸽粪等量, 共研细末, 根据寒热情况用山羊脂、猪脂、绵羊脂调和贴敷牙齿。

第五十五　赘瘤治法章节中的药方

白花龙胆十五味散(赘瘤病)

成分: 白花龙胆2两, 诃子、碘盐、喜鹊肉各3两, 地格达、胡黄连、土木香、鱼肉及鹫、狼、鸬鹚喉头各1两, 紫檀香1两5钱, 青蒿、栀子各6钱,巴沙嘎1两7钱5分。

主治:可根除赘瘤。

用法及用量:共研细末,成人每次1钱,用各种未腐烂变质的动物喉头煎汤送服,需长期服用。并于月末或年末的黎明(每月三十早)或其他月末(哪个月均可)开始连服一个月。期间禁忌酒肉,其他食物不要食之过饱。曾亲眼见过很多赘瘤体日益变虚、变小的病例,经常服用可根除赘瘤,此方是北藏医派名医(伦丁)创制的验方。

第五十六　　心脏病治法章节中的药方

沉香十味散

成分:沉香、阿魏、兔心各5钱,肉豆蔻、小茴香各4钱,秘药(广枣)、当归各6钱,木香、丁香、母丁香各2钱。

主治:心悸症。

用法及用量:共研细末,与红糖调和,成人每次1钱,用酒送服。

所谓的"狼毒、斑蝥等"指的是加方中的狼毒、斑蝥各6钱,光明盐、沉香、肉豆蔻各4钱,共研细末,用白酒送服。

所谓的"秘诀听从师传":指的是将拇指大小的优质人参研细末,用白酒浸泡一昼夜取澄清液,用斑蝥9只,白硇砂与斑蝥等量,光明盐如羊粪大小,滑石、银朱、硼砂、肉豆蔻、阿魏各黄豆大小,信筒子7粒等共研细末,用绸布包裹加入上液中浸泡后取汁,据病势酌情服用。以黄酒做药引,进行清泄治疗。

第五十八　肺脓肿治法章节中的药方

犀角二十五味散

成分: 犀角、藏红花、丁香、牛黄各3分, 天竺黄9分, 肉豆蔻、白豆蔻、草果、巨胜子、木棉花瓣、木棉花蕊各5分, 木香、紫檀香、绿绒蒿各6分, 白檀香、决明子、苘麻子、栀子各8分, 羚羊角、川楝子各1钱1分, 巴沙嘎2分, 拳参1钱, 诃子1钱2分, 沙棘1钱3分, 鹿茸3分, 秘药(紫草用羊奶煎煮后煅灰)3钱。(注: 方名二十五味药, 实际二十六味药, 为尊重原著, 保持原貌)

主治: 清除新旧肺病、疫感冒、感冒等, 尤其是对肺脓肿有特效。

用法及用量: 共研细末, 成人每次1钱, 中午、午夜用温牛奶送服。

赤铜炭四十三味散

成分: 赤铜炭5钱, 紫草茸、茜草、紫草、远志、地锦草、枇杷叶各2两1钱, 沙棘、犀角、贝齿炭或海螺炭、漏芦花各3钱, 拳参1钱5分, 莲座蓟、葫芦巴、杉叶藻1钱5分, 茵陈、北沙参各5钱, 甘草1钱等研末, 与增盛热君方冰片二十五味散等量配成赤铜炭四十三味散。

主治: 长期服用可引出肺脓液、燥肺脓, 对补益肺脏、封闭脉口、肺伤咯血等八种肺病有效。

用法及用量: 共研细末, 成人每次0.7~1钱, 用牛、马、驴任一奶乳或紫草茸三味汤送服。

远志十味散

成分：远志3两，沙棘、木香各1两，肉桂、荜茇各2两，诃子1粒，栀子1粒，碱花8钱，火漆6钱，囊吾嫩芽1钱。

主治：可引肺脓上排。（引出肺脓液）

用法及用量：共研细末，成人每次1钱，用温开水送服。

狼毒十六味

成分：狼毒、藜芦、巴豆、长喙诃子、瑞香狼毒、贝齿、蓝钟花、酸模、大黄等量煎膏，取拇指大小量加铜灰、硼砂各2钱，甘草、葡萄、白硇砂、肉桂各1钱，斑蝥9只。

主治：泻除肺脓。

用法及用量：加味药研细粉与膏剂混合，以沙棘汁和成泥剂，成人每次0.7~1钱，按下泻药服法服用。

赤铜炭二十一味蜜丸

成分：硫黄、硼砂各1两，赤铜炭、水银（制）各2钱，土木香8钱等按标准炮制，与白酒调和加本方的铁杆蒿、锦煅灰、贝齿灰等各1钱。

主治：有引排肺脓、平喘功效。

用法及用量：共研细末，用蜂蜜调和制成杏仁大小蜜丸，早晚各一丸。出现痰量逐步减少，容颜日益改善，体力增强，纳药能吸收者为疾病痊愈之兆，否则会死亡。

第五十九　肝病治法章节中的药方

红花十六味散

成分：木通、炉甘石各6钱，土木香、山刺玫各5钱，胡黄连、栀子各3钱，朱砂、莲座虎耳草各3钱，藏红花、五灵脂各8钱，牛黄、天竺黄、绿绒蒿各6钱，黄柏、巴沙嘎各5钱，香青兰7钱。

主治：是治十三种热性肝病的良方。

用法及用量：共研细末，成人每次1钱，用白糖水送服。

所谓的"据热势程度用药"：指的是檀香八味散中檀香入量为8钱，冰片九味散中冰片入量为7钱，共研细末，与白糖调和，按标准配制后用温开水送服。

第六十二　肾病治法章节中的药方

萨丽嘎日迪

成分：诃子、草乌各1两5钱2分，蜀葵花2钱2分，菖蒲3钱，木香5钱，麝香9分，石决明2钱1分，黑云香1钱6分，枇杷叶2钱4分，紫草茸4钱4分，茜草、香墨各1钱5分，藏红花1钱2分，熊胆1钱6分，银朱4钱6分，白豆蔻2钱5分，刀豆3钱5分。

主治：肾热症，虫痧症，粘疫病，有止遗泄、止痛功效。

用法及用量：共研细末，用面糊调制成黄豆大小药丸，成人每次9~11粒，用温水送服，赫依寒盛型者用白酒送服。

黄柏八味散

成分: 黄柏2两, 荜茇、甘草、麝香各8钱, 栀子5钱, 共研细末, 以上称黄柏五味散, 再加藏红花5钱, 熊胆、香墨各1两5钱, 成为黄柏八味散。

主治: 尿频、尿急、遗精, 小便后尿道灼痛。总之, 对楚苏、希拉引起的一切热性遗精有佳效。

用法及用量: 共研细末, 成人每次1~1.2钱, 用温水送服。加用萨丽嘎日迪效果尤为显著。

诃子十八味散

成分: 因诃子十八味散中刺柏叶入味重复, 故减去一份刺柏叶, 加诃子一粒。

主治: 根除肾脉损伤、肾热扩散、肾腰疼痛、肾脉损伤扩散于关节等一切肾热症。

方法及用量: 共研细末, 成人每次1~1.2钱, 用温开水送服。

手参十味散

成分: 手参、熊胆、草乌根各5钱, 二岁羊睾丸、兔脑、麝香各3钱, 藏红花、黑云香、白豆蔻、刀豆各4钱。

主治: 生精, 封闭脉口, 滋阴养肾。

用法及用量: 共研细末, 成人每次1~1.2钱, 用温开水送服。

皮硝五味散

成分: 皮硝、木棉花蕊、白豆蔻、雌黄各2钱,冰糖2两。

主治: 止遗精。

用法及用量: 共研细末,成人每次0.7~1钱,用温开水送服。

第六十五　肠瘤疾治法章节中的药方

所谓的"铁匠炉灶土等": 指的是铁匠炉灶土4分,鼠洞土1分。

第七十二　呃逆治法章节中的药方

所谓的"饮三口凉水后": 指的是凉水掺尿液饮三口后,上逆按压至脐下部,将线头或筋尖端塞入鼻孔刺激打喷嚏,可除呃逆。

第七十三　喘病治法章节中的药方

丁香十一味散

成分: 葡萄3钱,天竺黄2钱5分,藏红花1钱1分,甘草1钱8分,香附2钱3分,肉桂1钱1分,石榴2钱2分,加以丁香为主的丁香六味散,减去重复味药甘草、天竺黄各一份配制。

主治: 呃逆、呼吸不畅症,具有平喘功效。

用法及用量: 共研细末,成人每次1钱,用温开水或土木香四味汤送服。

所谓的"槟榔4钱、黑云香2钱及……"：指的是方剂中的紫菀花、金露梅用诃子3钱、熊胆5分代替配伍。

第七十四　痧症治法章节中的药方

六味安消散

成分：土木香1钱3分，山柰2钱6分，金色诃子3钱9分，大黄1钱8分，寒水石1钱4分，碱花1钱9分。

主治：新旧不消化症，中毒症，痧症，巴达干性哮喘，下清赫依功能异常，胎盘滞留及各种胃病。

用法及用量：共研细末，成人每次0.7~1钱，用温开水送服。

所谓的"灭虫回生散"指的是按标准配制五凤散加等量信筒子配伍的制剂。若用药者为男性，用其妻的尿液和盥洗右手的水混合后送服；若用药者为女性，用其丈夫的尿液和盥洗左手的水混合后送服。

所谓的"另外还有殊胜秘诀"指的是在《哲对宁诺尔》中所云："若剧烈刺痛时，令患者俯卧，按压每一脊椎，在其剧烈刺痛的脊椎部位上用棍叩击，火灸肿胀部位即可消除疼痛。"

第七十八　便秘治法章节中的药方

角蒿六味散

成分：角蒿根、碱花、海螺灰各4钱，角蒿花2钱，莱菔、蛇肉各3钱。

主治：便秘。有润便、通便功效。

用法及用量：共研细末，用面糊调和制成丸剂，成人每次1钱，用白酒送服。

草乌十味丸

成分：草乌、白硇砂各1钱，刺柏叶、贯众、缬草、红花各2钱，麝香、牛黄、熊胆各3分，朱砂8分，配伍组成。此方是宿喀医派名医创制的草乌十味丸。

主治：对闭经、便秘、尿闭症有疏通功效。

用法及用量：共研细末，用面糊制成黄豆大小丸，用银珠挂衣，成人每次9~11粒，用温开水送服。

第七十九　尿闭症治法章节中的药方

海金沙八味散

成分：海金沙、蒺藜、白硇砂各3钱，螃蟹、紫茉莉各4钱，蜗虫、秘药（龙虱）各5钱，白豆蔻3钱5分。

主治：寒热尿闭症。

用法及用量：共研细末，成人每次1钱，用开水送服。

第八十　尿频症治法章节中的药方

姜黄四味汤

成分: 姜黄、黄柏各5钱, 栀子6钱, 蒺藜7钱。

主治: 对尿频、膀胱灼痛有特效。

用法及用量: 共研粗末, 成人每次1钱, 煎汤服用。

三子十五味散

成分: 诃子、紫茉莉、羌活鱼、紫草茸、茜草、石榴各4钱, 川楝子、黄精、玉竹各3钱, 栀子、白豆蔻、红花各5钱, 熊胆6钱, 天门冬、蒺藜各2钱。

主治: 尿频、尿急、膀胱灼痛、肾脉闪伤、腰痛等疾病。

用法及用量: 共研细末, 成人每次1钱, 用浓酒送服。此方上加用姜黄、黄柏、栀子对尿频症出现的浊尿症效如甘露。

第八十一　热性腹泻治法章节中的药方

木瓜十一味散

成分: 木瓜8钱, 香附、木通、茯苓、五味子、橡子、木鳖子各4钱, 丹参3钱, 查干泵嘎、藏红花、止泻子或连翘各5钱。

主治: 清腑热, 对热性腹泻有良效。

用法及用量: 共研细末, 成人每次1钱, 用开水或葫芦籽和大米煮汁送服。

所谓的"另外，秘诀教诫谨听师传"：指的是热偏盛但无粘邪者五味子七味散用白酒送服，用量以出现麻醉感为止；寒偏盛者，上述方加干姜和石榴。

第八十二　痛风治法章节中的药方

十五味云凤丸

所谓的"十五味云凤丸"指的是《四部医典》方中白云香十味散和五凤散加儿茶、黑云香配合组成；方中重复的药弃去一份。

驴血二十五味丸

成分：驴血5钱，白檀香6分，紫檀香、苦参、栀子、巴沙嘎各1钱，牛黄、藏红花、草果、白豆蔻、地格达、诃子、川楝子、麝香、玉簪花、漏芦花各7分，天竺黄2分，肉豆蔻1钱2分，白云香、决明子、茼麻子各1钱5分，丁香、木棉花蕊、木棉花萼、杜仲各8分。

主治：复原精华，燥希日乌苏，根除痛风。

方法：共研细末，用面糊调和制成黄豆大小丸，成人每次13粒，正午、午夜用文冠木汤送服，或者服用加红花的石榴五味散。

文冠木二十三味散

成分：文冠木5钱，诃子、川楝子、红花、天竺黄各7分，栀子、黄柏、紫檀香、木通、巴沙嘎、牛黄、黄水三味药（白云香、决明子、茼麻子）各1钱，二云香（白云香、黑云香）、麝香、二巨胜（白巨胜、黑巨胜）各5分，胡黄连7钱，吉勒泽3钱，白檀香6分，石韦2钱。

主治：皮肤病，白脉病，黑脉病，肌腱疼痛，痛风，合如乎病。

用法及用量：共研细末，成人每次1~1.2钱，痛风和合如乎病用苦参、五灵脂煎汤送服；腰骶疼痛、寒性遗精，用白青稞酿成的黄酒送服，可固精。

呼和嘎日迪（外用）

成分：硬毛棘豆2两，酸模1两，草乌根1两5钱，诃子、川楝子各2两，栀子2两5钱，黑云香7钱，苦参3两，麝香5钱。

主治：痛风，合如乎病，巴木病，协日乌苏热，黄水疮，皮疹，粘性疾病。

用法及用量：共研细末，涂抹于患处。

第八十三　合如乎病治法章节中的药方

党参十八味丸

成分：党参1两5钱，草乌3两，决明子8钱，北紫堇、五灵脂各1钱，石菖蒲2钱，苦参、木香各7钱，诃子、手参各7分，川楝子8分，麝香5分，白云香、茼麻子各7钱，黑云香5钱，文冠木、巴沙嘎、栀子各6钱。

主治：麻风病，疥疮，牛皮癣，痛风及疔痈，黄水疮，粘虫病，亚玛病，热性协日乌苏病，尤其是对黑巴木病、花巴木病及合如乎有特效。

用法及用量：共研细末，用面糊调和制成黄豆大小药丸，成人每次9~11粒，用开水送服。

水银十八味丸

成分：水银2两，硫黄、文冠木、黄水三药（白云香、决明子、苘麻子）各1两5钱，天竺黄、白豆蔻各4钱，藏红花、丁香、肉豆蔻、草果、麝香、黑云香各3钱，诃子、草乌各2两，木香1两，菖蒲7钱。

主治：哈日协日乌苏病、痛风、合如乎病、瘰疬的对治方。

用法及用量：共研细末，用面糊调和制成黄豆大小药丸，成人每次9~11粒，热甚加牛黄，寒甚加荜茇服用更佳。

三子十味药散

成分：诃子、川楝子各3钱，栀子、地格达各5钱，苦参8钱，文冠木、黄水三味药（白云香、决明子、苘麻子）各1两，驴血2两。

主治：痛风，合如乎病。

用法及用量：共研细末，成人每次1钱，用开水送服。

第八十四　新合如乎病治法章节中的药方

诃子十八味散

成分：诃子、川楝子肉各3钱，栀子、五灵脂各5钱，杜仲、白花龙胆、石花、地格达、木通、二格萨尔（木棉花、木棉花蕊）、麝香各4钱，牛黄、苘麻子、决明子、白云香各8钱，文冠木、驴血各1两。

主治：一切合如乎病症及时转复的专治方。

用法及用量：共研细末，成人每次1钱，用开水或文冠木煎汤送服。

第八十五　协日乌苏病治法章节中的药方

乌兰嘎日迪（外用）

成分：草乌、诃子、川楝子（制灰）各1两5钱，杏仁1两8钱，决明子4钱8分，茴麻子3钱5分，白云香5钱2分，石棉1两8分，蓝闪石1两5分，钟乳石2两4分，红土7两2钱，配伍组成，称之涂药之王乌兰嘎日迪涂剂。

主治：粘病，协日乌苏病引起的关节僵硬拘挛、痛风，对合如乎病及巴木病等协日乌苏类疾病及肿胀有特效。

用法及用量：共研细末，用黄牛溲调膏，涂于患处。

霹雳利尿神奇散

成分：水银（热制）4钱，硫黄1钱4分，斑蝥4钱1分，白硇砂4钱6分，藜芦6钱，缬草1钱4分，贯众1钱2分，麝香2分，尼泊尔红花5分，刺柏叶1钱。

主治：用于各种皮肤病、痧症，是一切脉病类疾病的泻除剂。

用法及用量：共研细末，用面糊调和制成黄豆大小药丸，成人每次5~7粒，根据病人的年龄、体质，用八岁童尿送服，按脉泻法施治。此方之上加滑石，效果更佳，有根除病症之说。

第八十六　白脉病治法章节中的药方

如意珍宝丸

成分：红花、丁香、白豆蔻、荜茇、二巨胜（白巨胜、黑巨胜）、海金沙、螃蟹、诃子、川楝子各7分，甘草、地锦草、黄水三味药（白云香、决明子、茼麻子）各8分，肉豆蔻×钱×分，天竺黄、草果各2分，珍珠、牛黄、犀牛角、栀子各1钱，麝香、白檀香、沉香各6分，紫檀香8钱，肉桂5分，木香、土木香各4分。

主治：对疫热、骚热邪扩散于脉和久滞陈热病症，痛风，合如乎病，麻风病，四肢筋腱僵直挛缩，肾脉损伤，伤热、热扩散浸于脉及治疗乏术的一切疾病有效，更是白脉病的对治药。

用法及用量：共研细末，用面糊调和制成黄豆大小药丸，成人每次13粒，正午、午夜用开水送服。

注："×"表明原著未标明分量。

第八十八　皮肤病治法章节中的药方

吉勒泽二十七味散

成分：吉勒泽、儿茶各3钱，藜芦、狼毒、绿绒蒿、雌黄、文冠木、硫黄、枇杷叶各1钱，麝香6分，菖蒲、塔黄、酸模、姜黄、大青盐、白云香、茼麻子各7分，瑞香狼毒、黄柏、诃子、川楝子、酒糟、决明子各8分，草乌、五灵脂、白芥子各1钱，雄黄1钱5分。

主治: 黄水病, 巴木病, 浮肿, 黄水疮, 皮疹等一切皮肤病。

方法: 共研细末, 根据病情热盛用黄牛溲, 由协日乌苏病、巴木病引起的肿胀用萝卜汁, 黄水疮等皮肤病用猪油或陈酥油等各自调稀涂之。

第九十一　零星杂症治法章节中的药方

烧伤生肌药

成分: 鱼胆、白鹭胆各7钱, 多叶棘豆、禹粮土、青蛙血各1两, 石韦、熊胆草乌叶各1两8钱, 配伍组成, 共研细末, 用人乳调稀涂之对灼烧疼痛、粘肿、烧伤有特效。

第九十五　痈疽治法章节中的药方

肉桂四味散 (外用药)

成分: 白硇砂1钱, 狼毒、肉桂、斑蝥各6钱, 配伍组成, 共研细末, 用蜂蜜调和, 涂于患处, 用清洁布覆盖包扎。疮面出现水泡者涂硫黄八味散或各种油剂便可治愈。

主治: 牛皮癣, 痈疽。

第一百零一　巴木病治法章节中的药方

嘎日迪十七味丸 (大鹏金翅十七味丸)

成分: 草乌6钱6分, 诃子3钱6分, 木香、党参各1钱3分, 菖蒲6分,麝香5分,手参、牛黄、红花、羽叶千里光、角茴香各1钱,苦参9分,五灵脂、黑云香1钱5分,全蝎、螃蟹、棘豆各2钱。

主治:治疗乎恙病、黄水病、皮肌及肌腱僵直,尤其是对黑、白巴木病甚效。

用法及用量:共研细粉,用面糊调和制成黄豆大小药丸,根据患者的年龄,成人每次5或7或9粒,睡前用文冠木煎汤送服。

巴木病嘎日迪二十七味丸(巴木病大鹏金翅二十七味丸)

成分:天竺黄、草果各1钱2分,藏红花1钱2分,肉豆蔻、白豆蔻、丁香各2分,决明子、茜草、紫草茸各2钱,枇杷叶1钱9分,诃子、草乌各1两2钱,木香3钱,菖蒲、香青兰各2钱2分,麝香、白硇砂各5分,朱砂3钱1分,红花3分,熊胆4分,石决明1钱4分,刺柏叶、文冠木各9分,白云香2钱3分,茼麻子1钱8分,褐紫乌头5钱1分、水银(制)6钱5分。

主治:治疗黑、白、花巴木病及粘热,尤其对楚苏、希拉引起的巴木病有良效。

用法:共研细粉,用面糊调和制成黄豆大小药丸,根据患者体质,成人每次5~11粒,睡前用温水送服。

石方十八味散(外涂药)

成分:代赭石、针铁矿、铜矿石、寒水石、自然金、自然银、钟乳石、石锦、蓝闪石各8钱,草乌、狼毒、吉勒泽各2钱,瑞香狼毒、白云香、决明子、茼麻子各8钱,棘豆、西藏点地梅各1钱。

主治:对足部肿胀、巴木病、痛风、合如乎病、协日乌苏病、新旧肿胀症、疮疡、粘感染的外伤等疾病有特效。

用法及用量: 共研细末, 涂于患处, 在创面用干净布条包扎。

第一百零五　小儿疾病治法章节中的药方

三臣药

成分: 天竺黄1两、红花8钱、牛黄8钱。

主治: 一切小儿热性疾病。

用法及用量: 共研细末, 小儿每次2~3分, 用白糖水送服。或根据病情, 清肺热、止咳可加查干泵嘎1两, 拳参、甘草、北沙参各8钱; 疫热症加胡黄连、白檀香各1分。如此加味药配成方是强巴柔旦钦布研制的肺热普清散。

清肺十八味散

成分: 麝香7分, 黑云香1钱, 草乌芽2钱2分, 诃子5钱, 木香3钱, 银朱5钱5分, 甘草3钱3分, 天竺黄5钱8分, 藏红花和尼泊尔红花混合1钱4分, 牛黄、白檀香各1钱5分, 紫檀香1钱, 拳参4钱8分, 北沙参3钱2分。(注: 方名十八味药, 实际十五味药, 为尊重原著, 保持原貌)

主治: 小儿肺热。

用法及用量: 共研细末, 根据小儿体质和年龄每次2~3分, 用开水或加沉香3钱、苦参3钱、大蒜煅灰3钱、肉豆蔻衣2钱服用, 对赫依、热合并症、聚合症及山滩界热有特效。

此药虽说是小儿药, 但对其他肺热症、搏疫症、粘热症等均有效。

第一百零八　妇科病治法章节中的药方

所谓的"三主药"指的是紫茉莉、白硇砂、赤爬子。

所谓的"二雄药"指的是斑蝥、滑石。

所谓的"四泻药"指的是狼毒、藜芦、地格达、瑞香狼毒。

所谓的"膜肉"指的是蛇肉。

所谓的"舵手十四味丸"指的是用三子及大黄煎汤送服或用灌肠器灌入子宫,可将病原从下排泄出去。

松石十三味散

成分: 木香3钱5分, 栀子、石榴、巴沙嘎、香青兰、绿绒蒿、丹参、秃鹫粪、信筒子各1钱, 白豆蔻、荜茇、干姜、芜荽子各7分。

主治: 宝如病、楚苏、希拉、巴达干病、胃病,且无害于赫依寒症。

用法及用量: 共研细末,成人每次1钱,用开水送服。

第一百一十六　萨病治法章节中的药方

水银十四味丸

成分: 水银6钱,硫黄4钱,草乌5钱,阿魏1钱6分,菖蒲5钱6分,黑云香4钱9分,天竺黄1钱3分,红花、麝香各2分,丁香、白豆蔻各5分,肉豆蔻3分,草果1分,棘豆1钱。

主治: 萨病,半身不遂,言语不清,口眼㖞斜等疾病。

用法及用量：共研细末，用面糊调和制成黄豆大小药丸，成人每次11粒，用开水送服。

第一百一十七　哈日协日乌苏病治法章节中的药方

月光宝凤丸

成分：草乌、诃子各9钱1分，木香3钱4分，菖蒲1钱9分，麝香、螃蟹、牛黄各6分，天竺黄、海金沙、苘麻子各1钱2分，光明盐9分，白云香1钱4分，决明子1钱，黑云香3钱，硫黄5钱1分，草果、红花各5分，丁香、白豆蔻各2分，肉豆蔻3分，水银9钱。

主治：哈日协日乌苏病，萨病，白喉，炭疽，粘、协日乌苏，尤其是对亚玛、肿胀等疾病有特效。

用法及用量：共研细末，用面糊调和制成黄豆大小药丸，成人每次9~11粒，用开水送服。

第一百一十九　头部创伤治法章节中的药方

棍吉得扎拉布

成分：炉甘石1钱3分，寒水石3钱，木贼1分5钱，代赭石（钉头代赭石、肾状针铁矿混用）、东泽（纤维石、针铁矿混用）及其他药各1钱。

主治：肌肉、皮肤、骨骼、肌腱等所有创伤的甘露药，尤其对治疗颅骨重、中、轻度损伤，以及脑破裂、脑震荡、脑膜损伤等肌肉、颅骨、脑脉损伤、脑浆渗漏及上下躯干创伤有良效。

用法及用量: 共研细末, 成人每次1钱, 用白酒送服。

神奇的石药方 (查得巴格杜曼)

成分: 白色菩提 (寒水石) 6两, 启门者 (木贼)、银朱、朱砂各1两, 带有血的羊颅骨骨松质、蓝刺头 (叶、花各一半) 各1两5钱, 呼和毛都 (杜仲)、肾状赤铁矿、赤铁矿、自然铜、石燕、闭合脉窍 (熊胆)、磁石各4钱, 石诀明、蛇之毒 (麝香) 各5钱。

主治: 颅骨骨折, 脑浆渗漏, 脑震荡等脑部伤。

用法及用量: 共研细末, 成人每次7~9粒, 用凉水送服。如果不消化症状严重者加火硝, 用热水送服。

特日老照日瓦 (伤口敷药)

成分: 硬毛棘豆、狼毒嫩芽各2钱, 万年灰1钱5分, 其他药物各1钱。

主治: 对一切创伤有佳效, 尤其能镇兼有粘热和黄水渗漏等症, 是治疗头部创伤的甘露药。

第一百二十三 合成毒症治法章节中的药方

都吉得永朱日 (能敛芥子散)

成分: 白芥子3钱, 甘草6钱, 查干泵嘎2钱, 猪血1两, 贯众、金色诃子、肉豆蔻各5钱。

主治: 对合成毒有奇效。

用法及用量：共研细末，成人每次1钱，黎明时用凉水送服。

芒觉日钦莫（多味大方）

成分：诃子、五灵脂各8钱，木鳖子、钩藤、马钱子、黄花黄芩、褐紫乌头、查干泵嘎、黄花乌头、乌奴龙胆、贯众、蓝钟花、麝香、牛黄、孜然芹、炉甘石、犀角、白檀香、三胎粪（人、马、狗三胎粪）各5钱，木香、止泻子或连翘、胡黄连、石韦、香青兰、珍珠、银朱、巴沙嘎、地格达、木通、紫檀香、木棉花蕊、石榴、茼麻子、决明子、肉豆蔻各4钱，绿松石、金腰草、青金石、珊瑚、木棉花瓣、木棉花萼、白云香、丁香、天竺黄、白豆蔻各3钱，红花、草果各2钱。

主治：用于合成毒、实毒、眼见毒、接触毒、日光毒、湿气毒等一切毒物中毒，并能根除隐伏热、陈热。

用法及用量：共研细末，成人每次1钱，用白糖水送服。

犀角十五味散

成分：犀角、贯众、蓝钟花、孔雀肉、金色诃子、猪血各1两，牛黄1钱，钩藤、红花、漏芦花、查干泵嘎、五灵脂各6钱，麝香、山刺玫、黄柏各8钱，配伍组成。此方上加精秘药（白檀香）、草秘药（三七）可称之为犀角十七味散。

主治：具有收敛及诛灭功效，是一切合成毒的对治药。

用法及用量：共研细末，成人每次1~1.2钱，用开水送服。

第一百二十五　肉毒症治法章节中的药方

所谓的"鲜血"指的是红色公黄牛鲜血。

所谓的"导泻快马"指的是藜芦。

所谓的"两雄药"指的是紫茸草、胡黄连。

所谓的"锐器"指的是白硇砂。

所谓的"再配向导"指的是贝齿灰、麝香等配伍进行下泻。

第一百二十八　接触毒症治法章节中的药方

苏咪四味散

成分: 苏咪（延胡素）、犀牛角各2钱, 诃子1钱, 麝香5分。

主治: 接触毒症。

用法及用量: 共研细末, 成人每次7钱, 用开水送服。

猛效秘药方

成分: 用三十八"色瓦"金箔炮制量秘药（水银）、信筒子各1钱6分, 胡黄连、胡椒、天仙子、花椒、儿茶各1钱4分, 代赭石、红土各1钱。

主治: 对接触毒有特效。

用法及用量: 共研细末, 用面糊调和制成黄豆大小药丸, 成人每次11粒, 用冰糖水送服。

所谓的"冰片十三味散":指的是冰片1分,胆矾(制)、牛黄各3分,秘药5分,其他药各2分,配伍制剂,用法详见医典。

第一百三十 壮阳章节中的药方

羌活鱼十三味丸

成分:羌活鱼、手参、大米、冬虫夏草各5钱,鸡肉1钱,其他药各1钱,无羌活鱼时可用水獭肉、秘药(未交配羊睾丸)代替。

主治:性功能减退、亏精症等可立即增生精液,滋补壮阳。

用法及用量:将麝香浸泡在白茅根水中,其后加剁碎肉,用温火煮蒸发水分去毒,加入其他药配成制剂,成人每次1钱,用开水送服或按医典用法投用。

第一百三十三 滋补章节中的药方

方1 扎木阳吉勒赞-13(四甘露五精酥油剂)

成分:扎木阳吉勒赞(茅膏菜)(阴干)4两,诃子8粒,川楝子(无仁)25粒,栀子(无核)2两7钱,手掌参(去毒炮制)11两6钱,荜茇1两4分,五灵脂、寒水石各2两,五味甘露各2两。

主治:增加体力,焕发容光,延年益寿。

用法及用量:除手参、玉竹、黄精、天门冬等外其他药研成粗末,注入没过药材量的无碱水,煎煮三次,取澄清液,再煎煮至二分之一量,加牛奶5斤和手参、玉竹、黄精、天门冬等细末,又文火煎煮至二分之一量后再加黄油1斤、蜂蜜5两、冰糖5两用文火煎煮,禁止烧焦,熬成稠状时取出,以每份两钱的标准制成丸剂,在阴凉处储存。用量成人每次一粒,用温开水送服。

方2 扎木阳吉勒赞

成分:精制奶油3两,诃子3粒,石榴1钱3分,肉桂、荜茇、白豆蔻各1钱2分,茅膏菜、木贼各4钱,红花5分,银朱2钱3分,手参4钱2分,乌梢蛇3钱,冰糖1两,红糖5钱。

主治:调节体素,治热偏盛病症。

用法及用量:将以上药物研成细末,加蜂蜜(制)1两4钱充分搅拌,依照《兰塔布》药理配制服用。

参考文献

[1]内蒙古自治区中蒙医研究所. 四部医典（蒙古文版）. 呼和浩特: 内蒙古人民出版社, 1959.

[2]宇妥·元丹贡布. 四部医典（汉文版）. 上海: 上海科学技术出版社, 1987.

[3]白清云. 医学百科全书·蒙医学（蒙古文版）. 赤峰: 内蒙古科学技术出版社, 1986.

[4]蒙医学编辑委员会. 医学百科全书·蒙医学（汉文版）. 上海: 上海科学技术出版社, 1992.

[5]罗布桑. 识药学（蒙古文版）. 北京: 民族出版社, 1988.

[6]阿古拉. 蒙医传统疗术学（汉文版）. 呼和浩特: 内蒙古教育出版社, 2012.

[7]阿古拉. 蒙医传统疗术学（蒙古文版）. 呼和浩特: 内蒙古人民出版社, 2006.

[8]布和巴特尔. 蒙药手册（蒙古文版）. 沈阳: 辽宁民族出版社, 1995.

[9]奇玲, 罗达尚. 中国少数民族传统医药大系. 赤峰: 内蒙古科学技术出版社, 2000.

[10]李时珍. 本草纲目. 北京: 人民卫生出版社, 1977.

［11］金玉. 蒙医药学注释大辞典. 赤峰: 内蒙古科学技术出版社, 2006.

［12］国家中药管理局《中华本草》编委会. 中华本草·蒙药卷. 上海: 上海科学技术出版社, 2004.

［13］青海省藏医药研究院. 秘诀学补遗. 北京: 人民出版社, 2015.

［14］乌仁图雅. 蒙医学蒙汉名词术语词典. 呼和浩特: 内蒙古人民出版社, 2015.

［15］内蒙古大学蒙古语文研究所. 蒙汉词典（修订本, 蒙汉对照）. 呼和浩特: 内蒙古大学出版社, 1999.